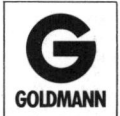

GOLDMANN

W0171058

Buch

Die Cranio-Sacral-Therapie ist ein ganzheitlicher Weg zu Gesundheit und Wohlbefinden. Sie behandelt die physischen, emotionalen und spirituellen Aspekte des Menschen. Entwickelt wurde die Methode in den siebziger Jahren von dem amerikanischen Wissenschaftler Dr. John E. Upledger, der entdeckte, daß sich der Liquor, d. h. die Gehirn- und Rückenmarkflüssigkeit, in einem bestimmten Rhythmus durch ein System feinster Bahnen bewegt, die den Schädel (»cranium«) mit dem Kreuzbein (»sacrum«) verbinden. Die Cranio-Sacral-Therapie bietet eine Fülle von Chancen zur Heilung:

○ Größere Beweglichkeit in durch Krankheit oder Unfall verletzten Gelenken
○ Reduzierung von chronischen Schmerzen
○ Erkennen und Loslassen von Gewohnheiten und Mustern, die bestimmte Formen von Streß, Krankheit und Unfallgefahr auslösen können
○ Streßreduzierung und größere Entscheidungskraft
○ Vertiefung geistiger Bewußtheit.

Autor

Anthony P. Arnold ist Psychologe und zusätzlich in ganzheitlicher Körperarbeit ausgebildet. Er hat über 20 Jahre im therapeutischen Bereich gearbeitet und vor allem Erfahrungen in ganzheitlicher Heilung von Beschwerden gesammelt, die sich im Grenzbereich zwischen psychischen und somatischen Krankheiten bewegen. Am Upledger-Institut hat er die Cranio-Sacral-Therapie erlernt und lebt und arbeitet heute mit eigener Praxis in Santa Fe.

ANTHONY ARNOLD

Rhythmus und Berührung

Eine Einführung in die Cranio-Sacral-Therapie

Aus dem Amerikanischen von Diane von Weltzien

GOLDMANN VERLAG

Deutsche Erstausgabe

Umwelthinweis:
Alle bedruckten Materialien dieses Taschenbuches
sind chlorfrei und umweltschonend.

Der Goldmann Verlag
ist ein Unternehmen der Verlagsgruppe Bertelsmann

© 1994 der Originalausgabe Anthony Arnold
© 1995 der deutschsprachigen Ausgabe
Wilhelm Goldmann Verlag, München, April 1995
Umschlaggestaltung: Design Team München
Druck: Presse-Druck Augsburg
Verlagsnummer: 13828
Redaktion: Dieter Löbbert
Fachliche Durchsicht: Ute und Jörg Kelm
Illustrationen: Pamela Balanag
Fotos: Pamela Balanag und Asti Hagenbach
Ba · DTP-Satz und Herstellung: Barbara Rabus
Made in Germany
ISBN 3-442-13828-0

10 9 8 7 6 5 4 3 2 1

Inhalt

Einführung 7

Moderne Anfänge 7

John E. Upledger 10

Was ist cranio-sacrale Arbeit? 12

Der Nutzen der cranio-sacralen Arbeit 16

Heutige Anwendung 17

Das Ziel dieses Buches 20

1 Das Grundwissen der cranio-sacralen Arbeit . 22

Der Cranio-Sacral-Rhythmus 22

Die Wahrnehmung des Cranio-Sacral-Rhythmus . . 27

1. Übung: Das Herz 28

2. Übung: Der Atem 29

3. Übung: Der Cranio-Sacral-Rhythmus –
Bewußtsein 31

4. Übung: Der Cranio-Sacral-Rhythmus –
Palpation 34

Die »Lauschstationen« des Körpers 37

Erkenntnis und Bewußtsein 58

Die Ganzheitlichkeit des Organismus 62

2 Den Rumpf freisetzen 65

Die therpeutische Freisetzung 65

Die Diaphragmen 72

3 Den Schädel freisetzen 112

Ein anatomischer Überblick 114

Die Selbstpalpation 120

Die Schädelknochen 126

Der »Ruhe-Punkt« 150

**4 Jenseits der Technik – Integration und
intuitive Diagnose** 155

Integration 155

Intuitive Diagnose 157

Selbstfürsorge 162

Nachsorge 164

Die Freisetzung von Gefühlen 166

Körper, Geist oder Seele? 168

Heilende und sexuelle Energie 169

Fallbeispiele 171

Glossar 178

Adressen 180

Register 181

Einführung

Moderne Anfänge

Zu Beginn dieses Jahrhunderts erlag William G. Sutherland, ein junger Osteopath aus dem mittleren Westen der USA, der Faszination der Schädelknochenstrukturen und -funktionen. Insbesondere interessierte er sich für den Sinn der Nähte, der Suturae, welche die einzelnen Schädelknochen miteinander verbinden. Im Gegensatz zur traditionellen medizinischen Sichtweise, die den Schädel damals als starren Körper begriff, vertrat er die Auffassung, daß das weiche, verbindende Material der Nähte die Bewegung und Angleichung der Knochen untereinander zuläßt.

Im Rahmen von Selbstversuchen entwickelte er ein Gerät, mit dem er Druck auf bestimmte Schädelpartien ausüben konnte. Gewissenhaft hielt er fest, was er an körperlichen Symptomen an sich beobachtete. Parallel dazu führte seine Frau ein Tagebuch über die seelischen Auswirkungen seiner Selbstversuche.

Manchmal reagierte er mit großer Erschöpfung und benötigte einige Zeit, um sich davon wieder zu erholen. Dennoch gelang Sutherland folgender Beweis: Der Schädel ist so beweglich, daß er auf unterschiedliche Druckausübung reagieren kann.

Im Fortschreiten seiner Arbeit gelang es Dr. Sutherland,

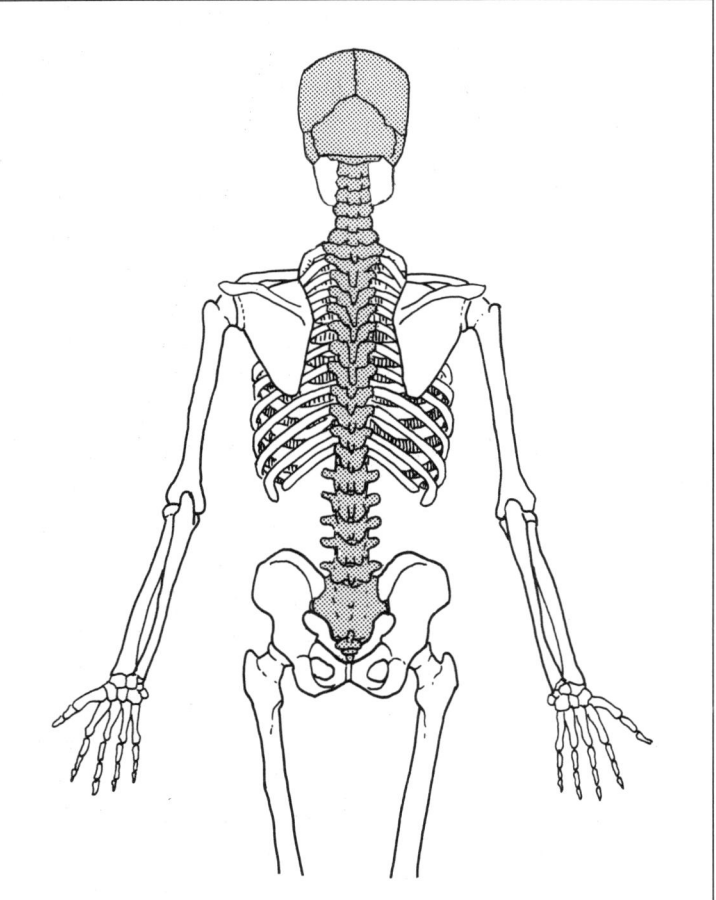

Abb. 1: Im menschlichen Skelett bilden das Kreuzbein, die Wirbelsäule und der Schädel eine flexible zentrale Säule. Diese reagiert in ihrer Gesamtheit auf den Rhythmus, der durch die Produktion und Absorption von zerebrospinaler Flüssigkeit entsteht, und überträgt diesen, den craniosacralen Rhythmus, auf alle anderen Knochen und Gewebe des Körpers.

an den Schädelknochen und entlang der Wirbelsäule bis zum Kreuzbein eine subtile rhythmische Bewegung zu ertasten. Dieser Rhythmus war weder deckungsgleich mit dem des Herzschlags noch mit dem der Atmung.

Indem er weiter an sich und, im erlaubten Maß, auch an seinen Patienten experimentierte, entdeckte Sutherland bei entsprechenden Vergleichen sowohl Übereinstimmungen als auch bestimmte Abweichungen des Rhythmus. Er fand heraus, daß er zur Linderung dieser Funktionsstörungen beitragen konnte, indem er äußeren Druck in Übereinstimmung mit dem natürlichen Rhythmus der Schädelknochen anwandte.

Auf diese Weise begründete er die Schädelknochenkunde (Cranio-Osteopathie), einen Forschungszweig, der bis zum heutigen Tag fortbesteht. Jedoch wurde die therapeutische Umsetzung seiner Forschungsergebnisse nur von wenigen seiner Kollegen in der Osteopathie akzeptiert. Im allgemeinen hielten amerikanische Medizin und Anatomie die Behauptung aufrecht, daß die Suturae während einer normalen Entwicklung verkalken und sich entsprechend verhärten. Die Geduld, die erforderlich ist, um die subtilen Bewegungen der Schädelknochen zu beobachten, schien von geschäftigen Studenten und Forschern zuviel verlangt. So wurden im Laufe dieses Jahrhunderts Sutherlands Untersuchungen kaum weiterverfolgt, und nur wenige Menschen profitierten von seinen Erkenntnissen. Tatsächlich tendierte man in der Medizin sogar zu einer deutlichen Abkehr von der direkten Berührung des Patienten durch seinen Arzt und konzentrierte sich auf die Entwicklung immer feinerer medizinisch-technischer Instrumente und immer raffinierterer Wundermedikamente.

John E. Upledger

In den siebziger Jahren befaßte sich ein anderer Osteopath
intensiv mit dem Cranio-Rhythmus: Dr. John E. Upledger.
Eingebunden in einen vollständigen medizinischen Lehrplan
lehrt die osteopathische Medizin in den USA eine Reihe ma-
nipulativer Techniken, um körperliche Symptome, die eine
organische Krankheit begleiten oder verstärken können, zu
beheben. An der selben medizinischen Hochschule, die auch
Dr. Sutherland besuchte, wurden Dr. Upledger und seinen
Kommilitonen Methoden zur äußeren Manipulation der
Schädelknochen gezeigt. Die meisten jungen Mediziner
lehnten sie jedoch als bedeutungslos ab.

Viele Jahre später – Dr. Upledger hatte sich längst als prak-
tizierender Arzt in Florida niedergelassen – assistierte er
einem Neurologen bei einer Operation an der Halswirbelsäule. Dabei *sah* er zum ersten Mal die rhythmische Bewegung
des Gewebes, welches das Rückenmark umschloß. Diese Beobachtung veranlaßte Upledger, sich wieder mehr der Cranio-Osteopathie zu widmen. Mit neugewecktem Interesse
befaßte er sich mit den Arbeiten von Sutherland und jenen
Medizinern, die Sutherland in der Akademie für Cranio-
Osteopathie nachgefolgt waren.

Eine Berufung an die entsprechende Fakultät der Michi-
gan State University verschaffte ihm einen zusätzlichen An-
reiz. Dr. Upledger profitierte dort von dem Interesse, den
Fragen – und sogar von den Zweifeln seiner Kollegen. Ein
israelischer Arzt zum Beispiel setzte alles daran, um Dr.
Upledgers Theorie von einem Energieaustausch zwischen
Arzt und Patient während der Behandlung zu widerlegen.
Das Resultat seiner gewissenhaften Untersuchungen ergab

jedoch den eindeutigen – und schließlich auch meßbaren – Zusammenhang von elektrischen Strömen und der Diagnose, Behandlung und Auflösung physiologischer Symptome. Die Messungen und stetigen Hinterfragungen dieses Arztes halfen Dr. Upledger, seine ursprünglich rein intuitiven Behandlungsmethoden auf ein theoretisches Fundament zu stellen. Aus dieser Zeit stammte auch seine lang andauernde Verbindung zu Jon D. Vredevoogd, einem Designer und Architekten. Dessen Interesse und hartnäckige Fragen machten ihn zum Mitautor von Dr. Upledgers erstem Buch über cranio-sacrale Therapie.

Als Dr. Upledger begann, mit autistischen Kindern zu arbeiten, bezog er auch Studenten und Laien in seine Arbeit mit ein. Er teilte mit ihnen sein Wissen über die cranio-sacrale Therapie und erfuhr umgekehrt Unterstützung durch die Beobachtungen seiner Assistenten. Zusätzlich profitierte er von der Energie, die sich aufbaut, wenn viele Hände an einer Behandlung mitwirken. Bis zu diesem Zeitpunkt war jegliche Behandlung des menschlichen Schädels den medizinischen Professoren vorbehalten. Aber Dr. Upledger hatte herausgefunden, daß sich auch geduldige und behutsame Laien viele Aspekte dieser Arbeit aneignen konnten. Und hinfort sorgte er dafür, daß die von ihm entwickelten Methoden der cranio-sacralen Therapie außer medizinischen auch anderen helfenden Berufen sowie den Familienangehörigen von Patienten zugänglich gemacht wurden.

Zur Zeit besteht Upledgers Arbeitsteam aus Osteopathen, Chiropraktikern, Masseuren, Krankengymnasten, Akupunkteuren und Psychotherapeuten.

Diejenigen, die einen großen Teil ihrer Energie und Forschungstätigkeit in die cranio-sacrale Arbeit investieren, entstammen einem noch breiteren Spektrum medizinischer und verwandter Berufe, ebenso vielen Laiengruppen, die sich aus den unterschiedlichsten Gründen für diese Therapieform engagieren. Dieser Umstand trägt gravierend zur Bereichung von Theorie und Praxis der Cranio-Sacral-Arbeit bei.

Ausgehend von ihrem Ursprungsland USA, wird die cranio-sacrale Therapie nun auch in Europa gelehrt und angewandt; des weiteren findet sie zunehmende Verbreitung in Japan, Indien und in anderen Ländern des Fernen Ostens.

Was ist cranio-sacrale Arbeit?

Der Begriff »cranio-sacral«, erklärt sich aus der Konzentration des Therapeuten auf die Bereiche Schädel (Cranium), Wirbelsäule und Kreuzbein (Sacrum). Als ein Mittel zur Unterstützung der Diagnose und Beobachtung wird in der cranio-sacralen Praxis dem *cranio-sacralen Rhythmus,* ein in bestimmten Abständen wiederkehrendes leichtes Ausdehnen und Zusammenziehen der Schädelknochen und des gesamten Körpers um die Wirbelsäulenachse besondere Aufmerksamkeit geschenkt.

Dieser Puls wird offenbar durch den wechselnden Druck hervorgerufen, der in der gesamten Wirbelsäule und im Schädel während der Produktion und Absorption der *zerebrospinalen Flüssigkeit* entsteht. Der sehr subtile Cranio-Sacral-Rhythmus kann im menschlichen Körper in einem Zyklus von etwa sechs- bis zwölfmal pro Minute ertastet werden. Er gestattet einen wichtigen Einblick in den Zustand des Gewebes und der Gelenke innerhalb des gesamten Körpers und ermöglicht die schematische Darstellung von Schmerz und Unwohlsein.

Dennoch wird dieser wichtige Anhaltspunkt über Harmonie oder Disharmonie im Menschen nur selten von der modernen Medizin zur Diagnose herangezogen, geschweige denn anerkannt. Weil der cranio-sacrale Rhythmus so subtil ist, steht die Schwierigkeit seiner Wahrnehmung der Erschließung des weiten Feldes cranio-sacraler Arbeit im Wege. Geduld und ein gewisses Maß an eigener innerer Harmonie sind die wesentlichsten Voraussetzungen für den Lernenden, der sich einen Zugang zu dieser Therapieform erschließen will.

Ein weiteres wesentliches Element dieser Praxis sind die *Faszien*. Alle Organe, Muskeln und Muskelgruppen sind von einem Netz aus wenig dehnbaren, gekreuzt verlaufenden stützenden Fasern umhüllt. Diese Hülle kann von der Feinheit eines Spinnennetzes sein oder aus mehreren Schichten spezialisierter Membranen bestehen. Die uns geläufigste Membran ist natürlich die menschliche Haut. Im Inneren des Körpers werden diese unterschiedlichen, schützenden Membranen zusammenfassend »Faszien« genannt.

Alle Faszien sind in einem beeindruckenden Netzwerk miteinander verflochten. So steht zum Beispiel die Faszie, die das Herz umgibt, mit den Faszien um die Lungen, Schlagadern (Arterien), den nächstliegenden Rippen und Muskeln und indirekt mit allen anderen Körperorganen in Verbindung.

Desgleichen sind das Gehirn und die Rückenmarksnerven von einer speziellen Haut überzogen. Diese Faszien umhüllen auch sämtliche hervortretenden Nerven und unterstützen die Regulierung der elektrischen Nervenimpulse.

Die sogenannte *harte Hirnhaut* und die *harte Rückenmarks-haut,* die Dura mater encephali und spinalis, sind für unser Thema von herausragender Bedeutung. In Form von dichten fibrösen Bindegewebe kleiden sie die Schädelhöhle und den aus den Wirbeln geformten Rückenmarkskanal aus. Dieser dichte Sack mit seinem langen, schwanzförmigen Fortsatz bildet den Raum, in dem die zerebrospinale Flüssigkeit das Gehirn und das Rückenmark vom Kopf bis zum Kreuzbein umfließt.

Gemeinsam sorgen die *Dura mater* und die zerebrospinale Flüssigkeit für die schwingungsdämpfende und isolierte Um-gebung, die Gehirn und Rückenmark die Ausübung ihrer entscheidenden Funktionen ermöglichen.

Diese schützende Membran ist jedoch sehr verletzlich. Wie alle Schutzhüllen kann auch sie Anzeichen von Überla-stung aufweisen. Genauso wie ein Zelt mit der Zeit brüchige Stellen und Instabilität aufweist, obwohl es seine Bewohner im Inneren noch immer zu schützen vermag, so kann auch die Dura mater oder jede beliebige andere Haut allmählich Flexibilitätsänderungen zeigen.

Es scheint im menschlichen Körper so zu sein, daß Über-dehnung und starke Anspannung der faserigen Bindegewe-be schließlich zu einer anomalen Ausrichtung der Knochen führen. Umspannt eine Faszie einen Muskel besonders eng oder unflexibel, so entsteht am nächstgelegenen Knochen, an dem der Muskel befestigt ist, ein Zug, der die Beweglich-keit einschränkt und den Knochen sogar aus seiner eigentli-chen Position ziehen kann. Eine solche Situation registrieren wir als wiederkehrenden Schmerz, als Neigung zu wieder-holten Verletzungen an derselben Stelle und als Verspan-nung, die auch durch Massagetechniken nicht endgültig behoben werden kann. Richtet ein begabter Therapeut die Knochen wieder ein, so verschafft uns das vielleicht nur zeitweilige Erleichterung, weil die Bindegewebe auf den Knochen eine Kraft ausüben, die ihn langsam erneut verschieben wird. Cranio-sacrale Praxis wirkt direkt auf die Bindegewebe ein, löst schließlich die innere Anspannung und gestattet so dem ganzen System, zu einer harmonischeren Ausrichtung zurückzufinden.

Im Kopf wird die Dura mater in der cranio-sacralen Arbeit durch sanften Druck auf die Schädelknochen angesprochen. Am Rumpf arbeiten die Hände an einer Reihe von entscheidenden Punkten, den *Diaphragmen*. Dies sind vor allem Körperbereiche, in denen kreuzweise angeordnetes Gewebe vorherrscht, das eher dazu neigt, Verschiebungen und Verspannungen hervorzurufen. Ein typisches Beispiel für ein solcherart strukturiertes Gewebe, also für ein Diaphragma beziehungsweise für eine muskulöse Scheidewand, ist das Zwerchfell, das die Brust von der Bauchhöhle trennt. Andere Diaphragmen liegen im Beckenraum, im Schultergürtel und am Übergang vom Hals zum Schädel.

Die Anwendung der cranio-sacralen Therapie erfolgt unter Berücksichtigung des Rhythmus und der energetischen Manifestationen des Körpers. Auf die Schädelknochen und die Diaphragmen wird mit den Händen unter Beachtung der Hinweise, die der Körper gibt, sanfter Druck ausgeübt.

Im Grunde handelt es sich um eine sehr einfache Therapieform, eine Art Handauflegen, die aus langjährigen, detaillierten Beobachtungen und Experimenten erwachsen ist und auf einer tiefen Aufmerksamkeit und Achtung für die Vorgänge im ganzen Menschen basiert.

Mit einem Wort: In der Cranio-Sacral-Arbeit wird am Cra-

nio-Sacral-Rhythmus Harmonie oder Disharmonie des Körpers abgelesen, wobei die Knochen der zu behandelnden
Person den Händen des Therapeuten als Positionierungshil-
fen dienen, um das Bindegewebe zu entspannen und die körperliche Harmonie wiederherzustellen.

Der Nutzen der cranio-sacralen Arbeit

Die Beliebtheit der cranio-sacralen Methode erwächst aus
ihrer erstaunlichen Vielseitigkeit und aus ihrer Effektivität in
der Behandlung von Verletzungen und Schmerzen. Sie ist
eine Methode, die allein oder auch in Kombination mit einer
oder mehreren weiteren Therapieformen angewandt werden
kann.

Die Arbeit an der Dura mater und an den Membranen führt
zu größerer Bewegungsfreiheit solcher Gelenke, die durch
Verletzungen oder Infektionen geschwächt wurden. Anspan-
nungen im Kopf-, Nacken- und Schulterbereich kommen bei
vielen Menschen vor und lassen sich mittels cranio-sacraler
Arbeit fast immer beheben.

Menschen, die nach Verletzungen oder Krankheiten unter
chronischen Schmerzen leiden, finden durch die Methode
Erleichterung und eine bessere Basis für das tägliche Leben.

Verletzungen und die daraus resultierenden Schmerzen
bilden oft ein Muster im Leben eines Menschen. In Augenblicken besonderer Belastung flammt der Schmerz nach
kleinen oder unbemerkten Verletzungen immer wieder im
selben Knie oder an der gleichen Hüftpartie auf. Die Behandlung deckt häufig auf, daß die vorausgegangene entscheidende Traumatisierung während einer Periode von Streß, Angst

oder Verwirrung erfolgte. Die Neigung zu Verletzungen wird im Gewebe gespeichert und führt unter vergleichbaren Umständen zu ähnlichen Reaktionen. Dies geschieht, weil der Körper sich die Verletzung merkt, um beim nächsten Mal schneller reagieren zu können. Hierbei verursacht die prägende erste Reaktion des Gewebes auf das Trauma leider Entzündungen, Schwellungen und die Unbeweglichkeit des verletzten Körperteils, der steif oder weniger flexibel wird.

Gefühle wie Angst und Wut zum Zeitpunkt der Traumatisierung scheinen die Schutzreaktion zu intensivieren, die Genesung hinauszuzögern und die Bereitschaft des Gewebes, in Zukunft auf ähnliche Situationen in gleicher Weise zu antworten, zu verstärken.

Die sanfte und subtile Technik der Cranio-Sacral-Arbeit, die nur soviel auf den Körper einwirkt, wie dieser selbst es zuläßt, fungiert als Schlüssel, der die »Schmerzprogrammierung« im Gewebe löscht.

Man hat herausgefunden, daß cranio-sacrale Behandlung andere Therapieformen erleichtert oder ihnen behilflich ist. So hält beispielsweise die krankengymnastische Wiedereinrichtung eines Gelenks länger vor, wenn Cranio-Sacral-Arbeit als Begleittherapie angewandt wird.

Heutige Anwendung

In Amerika sind zur Zeit Chiropraktiker, Körpertherapeuten, Masseure, Psychotherapeuten, Zahnärzte und Osteopathen dabei, diese neue Methode in ihre Arbeit zu integrieren. Sie haben herausgefunden, daß Cranio-Sacral-Arbeit ihre eher

traditionelle Behandlungsweise unterstützt und fördert. Ihnen sind die schnelleren und länger anhaltenden Erfolge
aufgefallen, die sich insbesondere bei Zahn- und Kopfschmerzen, bei emotionalen Krisen, Rücken-, Nacken- oder
Schulterschmerzen und bei wiederkehrenden Verletzungen
unübersehbar einstellen. Sie haben auch entdeckt, daß cranio-sacrale Therapie in unserer schnellebigen Zeit eine ent-
spannende und belebende Technik für jedermann ist.

Die cranio-sacrale Praxis kann an der Schnittstelle zwischen konventioneller allopathischer Medizin und alternativen Behandlungsformen, die den Menschen mit seinem
Bewußtsein, Geist, Leiden und Heilen in einem größeren Zusammenhang sehen, angesiedelt werden. Das Zeitalter der
Vernunft – in Gestalt der modernen Wissenschaft, Mechanik,
Medizin und Philosophie – hat sich entschieden von all jenen
Erfahrungen abgewandt, die nicht im Versuch künstlich
nachvollzogen und statistisch belegt werden konnten. Das
»mittlere Management«, die Bürokratie der Wissenschaft,
verachtet Visionen, Intuition und alles Spirituelle. Nur unsere
größten Denker, wie zum Beispiel Einstein, standen über solchen negativen Ansichten. Aber von diesen einmal abgese-
hen dominieren die genannten Vorurteile Ausbildung und
Forschung seit vielen Generationen.

Heute kehren wieder mehr und mehr Forscher zum Menschen als Ganzes zurück. Die Einbeziehung von Hypnose,
Biofeedback und sogar Meditation in die medizinische Behandlung führender Krankenhäuser hat die Neugier manch
eines vermeintlich nüchternen und logisch denkenden Ver-
standesmenschen geweckt. Solche klugen Köpfe suchen
jetzt jenseits der meßbaren wissenschaftlichen Welt nach
vielversprechenden Wahrscheinlichkeiten.

Zu ihnen gehören auch John Upledger mit seinem ständigen Interesse für elektrische Wechselbeziehungen innerhalb von Heilungsprozessen, Larry Dossey mit seiner Suche nach der Struktur des Bewußtseins und Robert O. Becker mit seinem Forschen nach den elektrischen Komponenten neurologischen Funktionierens im Heilungsprozeß und im Krankheitsverlauf.

Manche dieser Forscher verwenden viel Mühe darauf, ihre Resultate auf ein wissenschaftlich anerkanntes Fundament zu stellen. Andererseits gibt es aber auch viele, die auf den Gebieten der menschlichen Energie und des menschlichen Bewußtseins experimentieren oder sich mit Volksheilmitteln in einem Zusammenhang befassen, der nichts mit normalen medizinischen Praktiken zu tun hat. Sie folgen einfach nur der Richtung, die ihnen ihre Ergebnisse weisen. Es bestehen jedoch kaum Aussichten, daß es zwischen ihnen und den Vertretern der konventionellen Medizin zum Dialog kommen wird.

Dr. Upledger nimmt für sich die Freiheit in Anspruch, in beiden Gebieten gleichzeitig zu forschen. Und er vermochte mit seiner Arbeit einen einzigartigen Beitrag zu der am Ende vielleicht doch möglichen Annäherung der beiden Lager zu leisten. Auf jeder Stufe seiner Forschungen hat er seine Beobachtungen und Erkenntnisse wissenschaftlich untermauert und damit auch der klassischen Medizin zugänglich gemacht. Zudem unterstützt und integriert er in der Praxis eine erstaunliche Vielfalt medizinischer Disziplinen zum Wohle der Patienten. So werden im Brain and Spinal Cord Dysfunction Center, einem Bestandteil der Upledger Foundation in Palm Beach Gardens in Florida/USA, Patienten von einem Team aus Osteopathen, Chiropraktikern, Körpertherapeuten und Masseuren diagnostiziert, behandelt und profitieren auch somit von Akupunktur, Homöopathie und Psychotherapie.

Das Ziel dieses Buches

Das vorliegende Buch will ein grundlegendes Verständnis für die Anwendungen der cranio-sacralen Arbeit vermitteln. Das beinhaltet auch bewertende Fertigkeiten wie die *Palpation* – der medizinische Fachbegriff für das Abtasten eines Körperteils mit der Hand – des Cranio-Sacral-Rhythmus und die Entwicklung eines Gespürs für die Variationen, mit denen sich der Rhythmus in alle Körperteile hinein fortsetzt. Dazu gehört auch ein wachsendes Bewußtsein für die Botschaften, welche diese Rhythmusvariationen uns senden, und für die anderen energetischen Manifestationen im Patienten. Hierzu wird vor allem im ersten Kapitel Stellung genommen.

Die nächste Stufe verlangt den richtigen Gebrauch der Hände bei der Berührung, das aufmerksame Verfolgen des Entspannungsprozesses und, im harmonischen Zusammenspiel mit dem Gewebe, die Wiederherstellung der normalen Funktionen des betroffenen Bereichs. Dies ist das Thema des zweiten und dritten Kapitels, die sich zunächst mit dem Rumpf und dann mit dem Kopf befassen.

Schließlich sollen im vierten Kapitel die generelle Einstellung und die weiteren Zusammenhänge der Cranio-Sacral-Arbeit zur Sprache kommen.

Viele wichtige physiologische Strukturen und Funktionen werden in diesem Buch Erwähnung finden. Jedoch kann es in der Präsentation der menschlichen Anatomie nicht umfassend sein. Es ist daher angebracht, auf diesem Gebiet schon einiges Wissen mitzubringen oder einen physiologischen beziehungsweise anatomischen Text zu Rate zu ziehen. Vor allem mag es Ihnen sinnvoll erscheinen, sich vorab oder parallel zu Ihrer Lektüre noch einmal mit der Skelettstruktur, dem Bindegewebe und dem Nervensystem zu befassen. Ein Anatomieatlas wird die Illustrationen und Beschreibungen dieses Buches hilfreich unterstützen.

1 Das Grundwissen der cranio-sacralen Arbeit

Der Cranio-Sacral-Rhythmus

Der cranio-sacrale Rhythmus ist ein bedeutender, aber sehr subtiler Puls, der den Gesundheitszustand in den Bereichen um *Hirn* und *Rückenmark* offenbart. Er ermöglicht eine deutliche Aussage über die korrekte oder unstimmige Ausrichtung der Schädelknochen und beeinflußt darüber hinaus den gesamten Körper. Allem Anschein nach entsteht der Cranio-Sacral-Rhythmus im Kopf und in der Wirbelsäule durch den Zyklus von Produktion und Absorption *zerebrospinaler Flüssigkeit.* Dies geschieht innerhalb des Gehirns und in der Schutzhülle der *Dura mater.*

Jedes *Gehirn* ist eine Masse aus spezialisierten *Nervenzellen,* die in bestimmten Abschnitten zusammengefaßt sind und in ihrer Form, Funktion und Vergleichbarkeit zu den Gehirnbereichen anderer Lebewesen differieren. Menschliche Gehirne wie auch jene anderer Säugetiere vereinen in sich Formen und Funktionen, wie wir sie von primitiveren Lebewesen kennen. Sie besitzen jedoch daneben noch hochkomplizierte Bereiche, die ausschließlich bei Säugetieren vorkommen.

Das Gehirn kommuniziert mit dem gesamten Körper über spezialisierte *Nervenstränge,* die eine direkte Verbindung zwischen ihm und den unterschiedlichen Organen herstel-

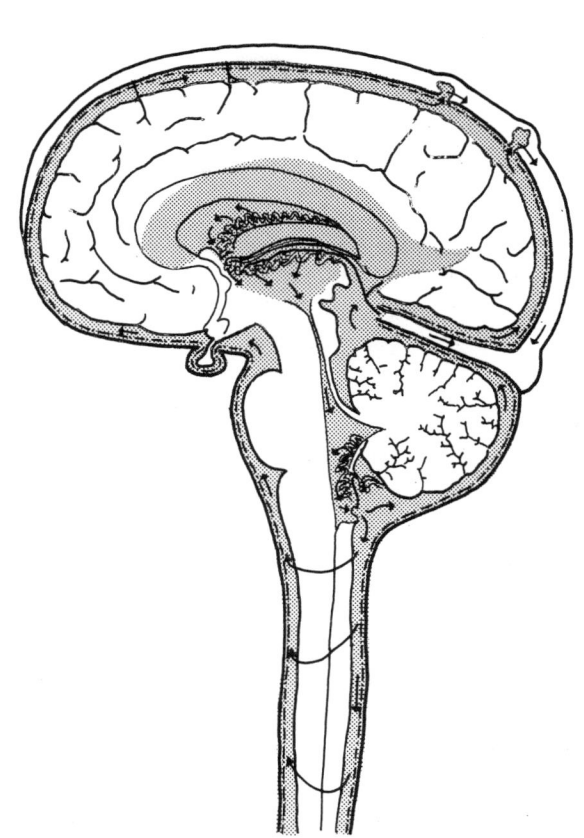

Abb. 2: Das Gehirn und das Rückenmark in der schützenden Hülle der Dura mater. Die Pfeile zeigen die Fließrichtung der zerebrospinalen Flüssigkeit innerhalb der durch Rasterung angedeuteten Dura mater.

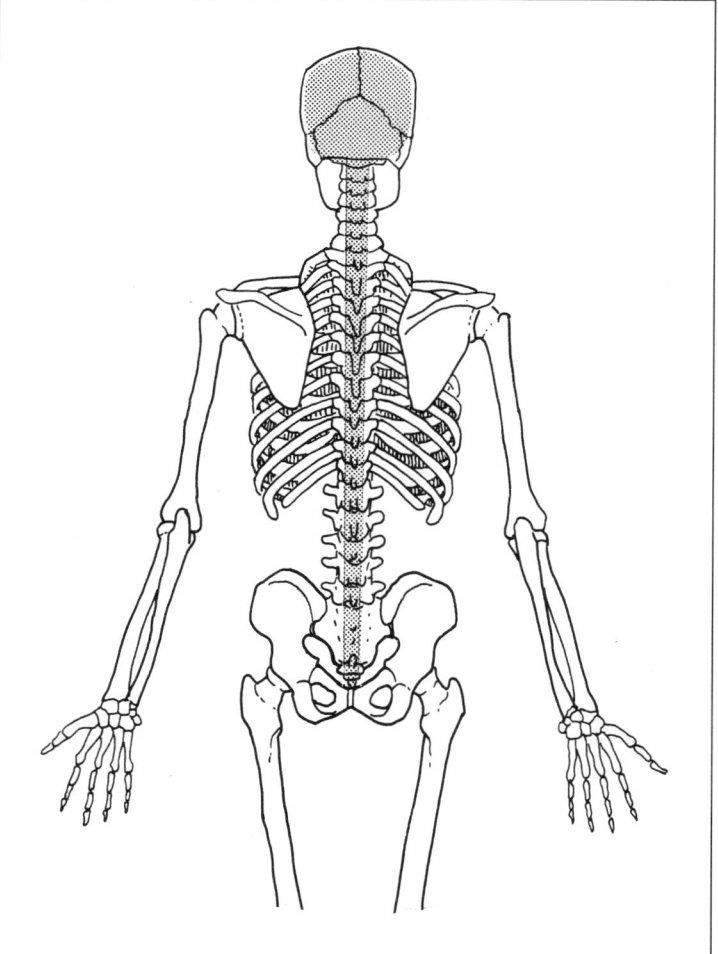

Abb. 3: Zerebrospinale Flüssigkeit zirkuliert in dem durch Rasterung hervorgehobenen Bereich. Sie fließt vom Schädel durch den Rückenmarkskanal bis zum Kreuzbein und kehrt wieder zurück, um in der Schädelhöhle absorbiert zu werden.

len, und über die Wirbelsäule, die Tausenden von Nervenbahnen einen besonders geschützten Kanal zu allen Organen, Wahrnehmungsrezeptoren, Muskeln und Drüsen des Körpers zur Verfügung stellt.

Zerebrospinale Flüssigkeit wird in besonderen Kammern, den *Ventrikeln,* tief im Inneren der Hirnmasse produziert. Die Flüssigkeit läßt sich hinsichtlich ihrer physikalischen Charakteristik und chemischen Zusammensetzung mit der Lymphe oder dem Blutplasma vergleichen. Sobald die zerebrospinale Flüssigkeit in den beiden Hirnseitenventrikeln entstanden ist, tritt sie durch den 4. Hirnventrikel in jenen Raum ein, der zwischen der Nervenmasse des Rückenmarks und den durch die Wirbel gebildeten knöchernen Rückenmarkskanalwänden liegt. Dieser Raum wird der *»Subarachnoidalraum«* genannt, und er befindet sich innerhalb des Membransystems der *Dura mater* zwischen den beiden weichen Hirn- und Rückenmarkshäuten *Arachnoidea* (Spinnwebenhaut) und *Pia mater.*

Die zerebrospinale Flüssigkeit, der sogenannte Liquor, fließt innerhalb des Rückenmarkskanals an der Rückseite des Rückenmarks hinab und an der Vorderseite wieder hinauf zum Gehirn. Sie schützt das zentrale Nervensystem in der Wirbelsäule und das Gehirn vor Druck und Stoß von außen. Die Flüssigkeit wird von einem spezialisierten Gewebe absorbiert, den *Arachnoidalzotten.* Jeder Zyklus von Produktion und Absorption der zerebrospinalen Flüssigkeit dauert zwischen fünf und sechs Sekunden.

Auf diese Weise wird der Kern des menschlichen Nervensystems in einer nährenden und schützenden, lebendigen Quelle gebadet. Sie erneuert sich und fließt ununterbrochen. Der Mechanismus dieser Erneuerung produziert den *cranio-*

sacralen Rhythmus. Während der Liquor von den darauf spezialisierten Ventrikeln ausgeschüttet wird, wächst der Druck im gesamten zerebrospinalen (cranio-sacralen) System. Daß die Schädelknochen dem Druck nachgeben, wird von Wahrnehmungsrezeptoren innerhalb der *Schädelnähte, der* Suturae, registriert. Sie senden dem Gehirn im entscheidenden Moment die Botschaft, die Ausschüttung der zerebrospinalen Flüssigkeit einzustellen. Während die Absorption der Flüssigkeit erfolgt, läßt der Druck nach, und wiederum signalisieren die Wahrnehmungsrezeptoren innerhalb der Schädelnähte dem Gehirn, den Zyklus mit der Ausschüttung neu zu beginnen. Der wechselnde Druck in Schädel und Wirbelsäule kann in Verschiebungen der Schädelknochen und Körperstrukturen resultieren. Diese lassen sich in allen Gesichts- und Schädelknochen und am Ende der Wirbelsäule, am Kreuzbein, palpieren beziehungsweise fühlen.

Der genaue Ablauf ist noch nicht völlig erforscht, aber die Knochenpaare rechts und links der Wirbelsäule reagieren ebenfalls auf den wechselnden Druck. Schultern, Rippen, Hüften und Beine bewegen sich im Einklang mit dem Cranio-Sacral-Rhythmus.

In diesem feinen Puls liegt der Schlüssel sowohl zum Zustand der Faszien des ganzen Körpers als auch zur Flexibilität der Gelenke verborgen. Bei steifen Gelenken kann häufig ein asymmetrischer oder eingeschränkter Cranio-Sacral-Rhythmus ertastet werden. Sind Muskeln oder Faszien zu angespannt, dann wird der ansonsten symmetrische Puls der Wirbelsäule beeinträchtigt und vermag als solcher palpiert zu werden. Also ist die Beobachtung des Cranio-Sacral-Rhythmus eine wertvolle Unterstützung, um die Muster der Einschränkung und des Schmerzes aufzulösen und zu heilen.

Die Wahrnehmung des Cranio-Sacral-Rhythmus

Eine Reihe von Übungen kann Sie darin unterstützen, sich auf den cranio-sacralen Rhythmus einzustimmen. Bei ihnen geht es um die bewußte Wahrnehmung der Rhythmen des Körpers: Herzschlag, Atem und Cranio-Sacral-Rhythmus. Eine spielerische und interessierte Einstellung zu den Übungen wird dabei von Nutzen sein.

Ich möchte Sie dringend bitten, selbst dann die Übungen zu machen, wenn Sie erfahren darin sind, den Blutdruck zu messen oder die Atmung zu beobachten. Sie sind eine Art Einführung in eine respektvolle, aufmerksame und aktiv-aufnahmebereite Grundhaltung, die ein entscheidender Bestandteil der cranio-sacralen Diagnose- und Behandlungsmethode ist.

Die Übungen werden in Form von geleiteten Meditationen angeboten. Während Sie ihre Anweisungen lesen oder hören, sollte Ihr Verstand im Hintergrund stehen. Versenken Sie sich in die Erforschung einer neuen Erfahrungsdimension. Vertrauen Sie im Verlauf der Übungen allein auf Ihre Wahrnehmung und Intuition, und bewerten Sie sie nicht.

Für manche Menschen ist es hilfreich, sich die Übungen auf Band zu sprechen. Wenn Sie das möchten, dann sprechen Sie langsam und betont, machen Sie Pausen ... zwischen den Sätzen. Dann setzen Sie sich still hin und hören zu. Folgen Sie der Führung Ihrer eigenen Stimme. Nehmen Sie sich Zeit zwischen den Übungen.

Ich schlage vor, diese Übungen auf einem Stuhl sitzend durchzuführen. Sie sollten locker, aber gerade sitzen, mit den Händen auf Ihren Oberschenkeln und mit entspannten Armen und Schultern.

1. Übung: Das Herz

○ Still sitzend ... spüren Sie Ihre Hände auf den Oberschen-keln ... den Druck des Stuhles gegen Ihren Körper ...

○ Sie fühlen sich leicht ... Ihre Atmung fließt locker und entspannt ...

○ Sie sind sich der Anwesenheit Ihres Körpers bewußt ... des Schlagens Ihres Herzens ... irgendwo in Ihrem Kör-per ... Ihr Herzschlag ... Ihr Körper ...

○ Sie lassen sich in diese Erfahrung hineinfallen ... stim-men sich auf sie ein ... auf Ihre Gefühle ... Energien ... auf Ihren Herzschlag ...

○ Stellen Sie sich die genaue Lage Ihres Herzens in Ihrem Körper vor ... Spüren Sie dort seine Lebendigkeit? ... In der Mitte Ihrer Brust? ... Am Rande Ihres Brustkorbs? ...

○ Wo auch immer Sie Ihren Herzschlag fühlen ... wahrneh-men, wo Sie ihn sich vorstellen ... er dauert an ... egal ob bewußt, unbewußt.

○ Stellen Sie sich vor, an welcher Stelle Sie den Puls an Ih-rem Handgelenk spüren würden ... Berühren Sie es dabei nicht ... Was empfinden Sie in Ihrem Handgelenk? ... Während der Rhythmus unvermindert anhält ...

○ Wie fühlt sich Ihre Hand ... Ihr Arm dabei an? ...

○ Können Sie Ihren Herzschlag im Hals wahrnehmen? ...

○ In Ihrem Gesicht? ...

○ Hinterläßt Ihr Herzschlag einen Widerhall auch in Ihren Füßen ... in Ihren Waden ... in Ihren Hüften? ...

○ Bewegen Sie sich in Ihrer Vorstellung durch Ihren Kör-per ... Erspüren Sie überall Ihren Herzschlag ... Ma-chen Sie sich bewußt, auf welche Weise er sich unter-scheidet ... von Ort zu Ort ...

○ Haben Sie Spaß an dieser Forschungsreise ... Kehren Sie erfrischt und entspannt zurück ... still sitzend ... den Druck des Stuhles spürend ...

○ Bereiten Sie sich auf die Rückkehr in Ihr normales Tagesbewußtsein vor ... Ihr Herz fährt fort zu schlagen ... bewußt ... unbewußt ... während Sie Ihre Aufmerksamkeit wieder anderen Dingen, anderen Beschäftigungen, anderen Interessen zuwenden ...

○ Nehmen Sie Ihre Umgebung bewußt wahr, strecken oder bewegen Sie sich, schauen Sie sich um. Kehren Sie endgültig zurück.

Nehmen Sie sich soviel Zeit für diese Übung, wie Sie mögen. Wenn Sie sie später ab und zu wiederholen, dann werden Sie Ihre Freude daran haben zu beobachten, wie Sie sich ganz von selbst eigene Variationen ausdenken.

2. Übung: Der Atem

○ Sitzen Sie ruhig ... die Hände auf Ihren Oberschenkeln ... den Druck des Stuhles gegen Ihren Körper spürend ...

○ Fühlen Sie sich leicht ... lassen Sie den Atem leicht fließen ... entspannen Sie sich ...

○ Werden Sie sich Ihres Körpers bewußt ... Ihrer Atmung ... Spüren Sie, wie sich Ihre Brust hebt ... und senkt ...

○ Spüren Sie die Atemluft in Ihrer Nase ... in Ihrem Hals ... in Ihrem ganzen Körper ...

○ Gestatten Sie Ihren Augen ... sich zu schließen ... und fahren Sie fort zu atmen ... den Atem zu fühlen ...

○ Spüren Sie jetzt mit geschlossenen Augen, neuer Wahrnehmung und neuer Bewußtheit, wie die Atemluft in Ihre Nase strömt, in Ihren Hals, Ihre Brust ...

○ Atmen Sie voll ... und leicht ...

○ Heben Sie den Brustkorb ... Ihre Schultern ... mit jedem Atemzug ... die Bewegung des Körpers wahrnehmend ... ohne Pause ...

○ Fühlen Sie, wie der Atem auf Ihren Magen drückt ... und auf Ihre Seiten ...

○ Was macht der Atem mit Ihrem Becken ... wenn er voll ... und leicht ... fließt? ...

○ Spüren Sie den Atem auch in Ihren Beinen ... in Ihren Hüften? ...

○ Indem Sie Ihre Hände und Handgelenke leicht auf Ihren Oberschenkeln ruhen lassen ... wie empfinden Sie die Bewegung des Atems dort und in den Oberarmen? ...

○ Was spüren Sie in Ihren Ellbogen ... Handgelenken ... Händen? ...

○ Nehmen Ihre Hände irgendeine Bewegung in den Oberschenkeln wahr? ...

○ Verspüren Sie vielleicht den Drang, mit den Händen zu erforschen, wie der Puls Ihres Herzens und der Lungen sich auf den übrigen Körper auswirkt ... oder wie Ihr ganzer Körper durch den Atem in Bewegung gebracht wird? ...

○ Ist Ihnen aufgefallen, wie sich Ihr Herzschlag über jeden Atemzug legt? ...

○ Wie lange können Sie sich auf diesen dominierenden Herzschlag konzentrieren? ...

○ Spüren Sie ihn in der Brust ... im Bauch ... im Nacken ... im Gesicht? ...

○ Achten Sie darauf, wie sehr es Ihnen auch diesmal Freude

bereiten wird, sich für Ihren Körper und seinen Rhythmus zu öffnen ...

○ Und registrieren Sie auch, wie weit verzweigt Ihre Erforschung geworden ist, und wie stark Sie dabei Ihre eigenen Wege gegangen sind ...

○ Vielleicht ist Ihnen aufgefallen, wie sehr sich bei jeder Wiederholung dieser und der anderen Übungen Ihre Wahrnehmung verbessert ... und Ihnen so unvergeßliche Erfahrungen schenkt ...

○ Bereiten Sie sich darauf vor, in Ihr Tagesbewußtsein zurückzukehren ... und Ihre Aufmerksamkeit wieder anderen Beschäftigungen und Interessen zuzuwenden ...

○ Sie fühlen sich von der Übung erfrischt ... und neugierig gemacht ...

○ Öffnen Sie Ihre Augen ... bewegen und strecken Sie sich ... schauen Sie sich um ... und kehren Sie schließlich vollends zurück.

3. Übung: Der Cranio-Sacral-Rhythmus – Bewußtsein

○ Sie sitzen ruhig ... Ihre Hände liegen auf Ihren Oberschenkeln ... Sie spüren den Druck Ihres Körpers gegen den Stuhl ...

○ Sie fühlen sich locker ... lassen den Atem leicht fließen ... sind entspannt ...

○ Sie nehmen Ihren Körper bewußt wahr ... Ihre Arme und Beine ... Ihren Nacken und Rücken ...

○ Ihre Augen sind offen ... oder geschlossen ... Sie atmen ...

○ Sie sind jetzt im Begriff … einen Ihnen noch unbekannten Teil Ihres Körpers zu erforschen …

○ Sie sagen sich: Zerebrospinale Flüssigkeit wird produziert … während ich hier sitze und atme …

○ Sie wird hergestellt und aufgenommen … immer im Wechsel …

○ Ich sitze … und der Liquor wird produziert und absorbiert … meine Schädelknochen weiten und schließen sich wieder an den Schädelnähten …

○ Zerebrospinale Flüssigkeit wird hergestellt … und aufgenommen …

○ Die Knochen in meinem Kopf passen sich der Bewegung an, die Schädelkapsel dehnt sich aus … zieht sich wieder zusammen …

○ Dehnt sich aus … zieht sich zusammen … während zerebrospinale Flüssigkeit hergestellt … und aufgenommen wird …

○ Meine Schultern bewegen sich zurück … mit jeder Expansion … und wieder nach vorn …

○ Vor und zurück …

○ Schultern … und Rippen … bewegen sich vor … und zurück … mit jedem Zyklus …

○ Während ich weiteratme … werde ich mir dessen bewußt … die Knochen in meinem Kopf … gehen mit jedem Zyklus mit … schwingen im Cranio-Sacral-Rhythmus …

○ Zerebrospinale Flüssigkeit wird hergestellt … umfließt mein Hirn … und mein Rückenmark …

○ Zerebrospinale Flüssigkeit fließt … wird hergestellt und aufgenommen … mit jedem Zyklus … der Hirnschädel dehnt sich aus … und zieht sich wieder zusammen … mit jedem Zyklus …

○ Schultern und Rippen … bewegen sich vor … und zu-

rück ... Schultern, Rippen ... sogar die Hüften ... vor und
zurück ... mit jedem Zyklus ...

❍ Die Gewebe des Körpers ... die Faszien ... stellen sich auf
die Bewegung ein ... passen ihren Rhythmus an ...

❍ Vor und zurück ... bei jedem Zyklus ...

❍ Die Gewebe ... und die Faszien ...

❍ Wenn ich einatme ... heben sich meine Schultern leicht
... und fallen beim Ausatmen wieder zurück ...

❍ Während zerebrospinale Flüssigkeit entsteht ... bewegen
sich meine Schultern leicht vor ... und wieder zurück ...
vor und zurück ... vor und zurück ... mit jedem Zyklus des
cranio-sacralen Rhythmus ...

❍ Meine Hände und Handgelenke liegen auf meinen Oberschenkeln ... habe ich ihre leichte Bewegung schon wahrgenommen? ...

❍ Fühlen Sie die Bewegung? ...

❍ Außenrotation ... und zurück ... Innenrotation ... außen
... und wieder einwärts ...

❍ Meine Hände auf den Oberschenkeln ... geführt vom Cranio-Sacral-Rhythmus ...

❍ All dieses Gewebe ... all diese Zellen ... schwingen in diesem Rhythmus ... dehnen sich aus ... und ziehen sich
wieder zusammen ...

❍ Meine Füße schwingen mit ... meine Beine ... meine Hüften ... bewußt oder unbewußt ... ohne Unterlaß ...

❍ Atmend ... mit dem Rhythmus ... erforsche ich ... ent-
decke ich neu ...

❍ Den Rhythmus ... den Herzschlag ... den Atem ... den
cranio-sacralen Rhythmus ...

❍ Entspannt ... und ruhig ... befinde ich mich auf einer
spielerischen Entdeckungsreise ...

○ Ich bereite mich darauf vor ... mit neuem Bewußtsein in mein Tagesbewußtsein zurückzukehren ...

○ Sitzend ... nehme ich den Druck des Stuhles gegen meinen Körper wahr ...

○ Erfrischt kehre ich zurück ... wende mich anderen Beschäftigungen und Interessen zu ...

○ Kehre in meine Umgebung zurück ... in mein Tagesbewußtsein ... bewege und strecke mich ... schaue mich um.

4. Übung: Der Cranio-Sacral-Rhythmus – Palpation

Für diese Übung sollten Sie an einem Tisch sitzen. Stützen Sie die Ellbogen auf den Tisch und berühren Sie Ihre Schläfen leicht mit den Fingerspitzen. Vielleicht müssen Sie sich ein oder zwei Bücher unter die Ellbogen schieben, damit Sie in dieser Position locker sitzen können. Ihre Schultern, Ihr Nacken und Ihr Kopf sollten dabei jedoch von Ihrer Wirbelsäule und nicht von Ihren Armen aufrecht gehalten werden.

○ Ruhig sitzend ... mit unterstützten Ellbogen und den Händen an den Schädelseiten ... mit den Fingerspitzen an den Schläfen ...

○ Sie nehmen den Druck des Stuhles ... der Ihren Körper stützt ... wahr ...

○ Sie atmen leicht ... und frei ...

○ Sie spüren Ihren Herzschlag ... die Berührung Ihrer Finger an den Schläfen ... kühl oder warm? ...

○ Ihr Herz schlägt ... Ihr Atem strömt ...

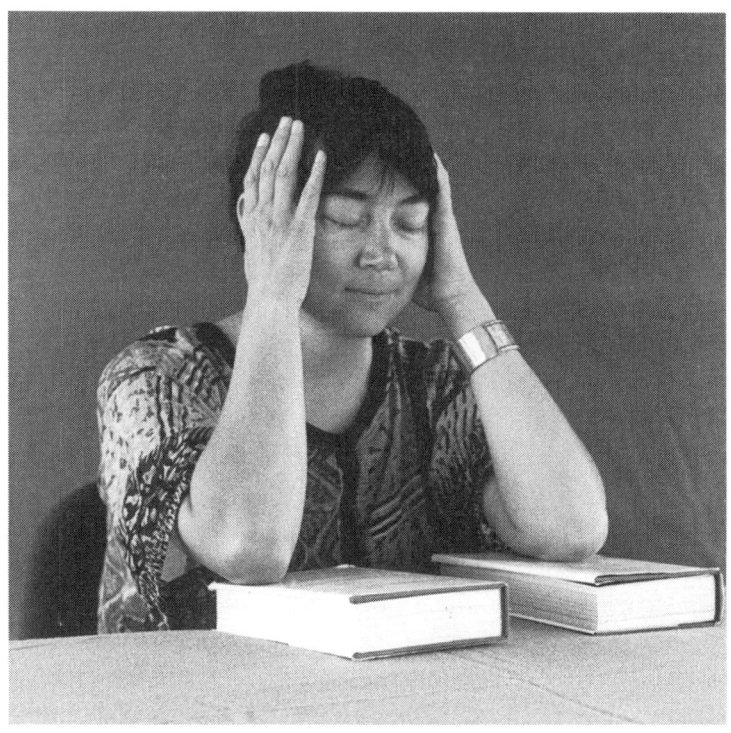

Abb. 4: Selbstpalpation des Cranio-Sacral-Rhythmus. Die Hände liegen an den Schläfen an; der Kopf wird von der Wirbelsäule und nicht von den Ellbogen gestützt.

○ Ihre Fingerspitzen ... ergeben sich dem Rhythmus ... der hinter Ihren Schläfen pocht ... dem Cranio-Sacral-Rhythmus ...

○ Ihre Schädelknochen bewegen sich ... dehnen sich aus ... ziehen sich zusammen ...

○ Zusammenziehen ... ausdehnen ...

○ Mit jedem Zyklus des cranio-sacralen Rhythmus ... mit

jedem Zyklus ... in dem zerebrospinale Flüssigkeit hergestellt ... und aufgenommen wird ...

○ Ein regelmäßiger Rhythmus ... weich ... subtil ... von
innen nach außen ... immer aufs neue ...

○ Sie atmen frei ... tief oder leicht ... auf Entdeckungsreise ...

○ Sie halten Ihren Atem kurz an ... lauschen ... fühlen ...
lassen dann die Luft wieder frei ein- ... und ausströmen ...

○ Hände und Finger ... berühren ... erspüren ... bewegen
sich in Harmonie mit dem Rhythmus ... zusammenziehen
... ausdehnen ...

○ Ausdehnen ... zusammenziehen, die zerebrospinale Flüssigkeit ... herstellend ... aufnehmend ...

○ Eine Bewegung ... ein Rhythmus ... der unterbrochen
werden ... eine Pause einlegen kann ... zusammenziehen
und ausdehnen ... kaum wahrnehmbar ... subtil ...

○ Sie lassen sich in die Bewegung hineinsinken ... erkennen ... experimentieren mit dem Cranio-Sacral-Rhythmus ...

○ Immer weiter ... und ohne Unterlaß ... folgen Sie diesem
Rhythmus des Lernens ... des Forschens und der Entdeckung ...

○ Der Rhythmus ... voll und gleichmäßig ...

○ Die Bewegung an Ihren Fingerspitzen ... in Ihrem Schädel ...

○ Bewußt spüren Sie den Rhythmus ... Ihren Körper ...
Ihre Körperenergie ... Ihre Füße ... Arme ... Ihren ganzen Körper ...

○ Sie bereiten sich darauf vor ... in Ihr normales Tagesbewußtsein zurückzukehren ... Sie sitzen ... die Hände an
den Schläfen ... nehmen den Stuhl wahr ... den Raum ...

○ Endgültig kehren Sie zurück ... zu anderen Beschäftigungen und Interessen ...
○ Wach, bewußt und neugierig beenden Sie diese Übung.

Es wird Ihnen bei Ihren Bemühungen hilfreich sein, die Übung
mehrmals zu wiederholen. Ich schlage vor, sie abwechselnd
mit den vorangegangenen zu machen. Stehen Sie zwischen den
Übungen auf, gehen Sie umher, strecken Sie sich, singen oder
tanzen Sie, verhalten Sie sich so, daß Sie sich wohl fühlen.
   Wenn Sie weiterüben, dann sollten Sie erfrischt sein und
aufnahmebereit. Der Cranio-Sacral-Rhythmus ist stark und
setzt niemals aus, es sei denn in seinen natürlichen Pausen.
Aber er ist auch subtil. Und je ausgeruhter Geist und Körper
sind, desto leichter ist es, ihn wahrzunehmen. Auch nachdem Sie den Cranio-Sacral-Rhythmus zum ersten Mal palpiert haben, sollten Sie mit diesen Übungen fortfahren, um
Ihre Wahrnehmung weiter zu vertiefen und um mehr aufnehmen zu können.

Die »Lauschstationen« des Körpers

Wir wollen uns jetzt mit einer Reihe von *»Lauschstationen«*
befassen. Bei jeder der nachstehend beschriebenen werden
Sie Gelegenheit haben, den Cranio-Sacral-Rhythmus zu palpieren und zu beobachten. Die »Lauschstationen« für den
cranio-sacralen Rhythmus sitzen an folgenden Körperteilen:

1. an den Füßen,
2. an den Oberschenkeln,
3. an den Hüften,

4. am Zwerchfell,
5. an den Schultern,
6. am Kopf.

Später wird die an diesen Stellen vorgenommene Beobachtung ein fester Bestandteil der Diagnose in der Cranio-Sacral-
Arbeit sein. Aber zunächst einmal sollten Sie das, was Sie
jetzt lernen, als Übungen auffassen, die Sie häufig wiederholen, um sich von Mal zu Mal mehr Erfahrung und wertvolles
Wissen anzueignen. Wenn Sie meinen, sich den Rhythmus
oder etwas Vergleichbares nur *einzubilden,* dann seien Sie
versichert, daß Sie ihn in Wahrheit tatsächlich *spüren.* Die
Stärke des Cranio-Sacral-Rhythmus kann von Mensch zu
Mensch und auch von »Lauschstation« zu »Lauschstation«
sehr unterschiedlich sein.

Nachdem Sie sich bei jeder »Lauschstation« einige Minuten aufgehalten haben, wenden Sie sich auch dann einer
neuen zu, wenn Sie noch nicht genau verstehen, was Ihre
Palpation ergeben hat. Auf diese Weise wird Ihr Erfahrungs-
horizont weiter. Die häufige Wiederholung dieser Übungen
wird Ihre Wahrnehmungsfähigkeit verstärken und Ihnen ein
Gefühl von Sicherheit vermitteln. Vor Ihnen liegt ein riesiges
Feld der Erfahrungs- und Erkenntnismöglichkeiten.

Die Untersuchungen dieses Abschnitts sind am leichtesten
auszuführen, wenn Sie eine Partnerin oder einen Partner haben, den wir als Ihren »Klienten« (auch wenn er weiblich sein
sollte) bezeichnen wollen.

Am besten läßt es sich auf einem sauberen Tisch von etwa
70 bis 80 Zentimetern Höhe arbeiten. Ein Massagetisch eig-
net sich hervorragend, aber auch ein normaler Tisch, auf
dem eine weiche Unterlage ausgerollt ist, erfüllt seinen

Zweck. Halten Sie einen Stuhl oder Hocker bereit, der leicht um den Tisch herum verschoben werden kann und der es Ihnen gestattet, Ihre Knie und Beine unter den Tisch zu stellen. Vielleicht nehmen Sie ein paar Kissen zur Hilfe, um die Sitzhöhe zu regulieren. Sehr nützlich ist ein rollbarer Bürostuhl mit verstellbarer Sitzhöhe.

Die Cranio-Sacral-Arbeit erfolgt am besten in leichter und lockerer Kleidung. Lassen Sie Ihren Klienten Gürtel, Uhren und Schmuck, überhaupt alle Gegenstände, die ihn einschnüren, entfernen. Halten Sie eine Decke bereit, falls Ihrem Klienten im Verlauf der Sitzung kalt wird.

Bitten Sie Ihren Klienten, sich mit dem Rücken auf den Tisch zu legen. Machen Sie es sich zur Routine, zunächst darauf zu achten, daß es Ihr Klient bequem hat. Ist zum Beispiel Ihre Klientin schwanger, so mag es für sie angenehmer sein, mit einem Kissen zwischen ihren Knien und einem weiteren zur Unterstützung des Brustkorbs auf der Seite zu liegen. Sie werden lernen, eine solche auf den ersten Blick ungünstige Körperposition in Ihre Arbeit mit einzubeziehen.

Sie können dem Klienten zur Unterstützung seines Rückens eine Rolle unter die Knie schieben, damit sie leicht erhöht liegen. Günstiger ist es jedoch, zumindest anfangs darauf zu verzichten.

Terminologie. In allen Übungen, wie insgesamt im Buch, beziehe ich mich häufig auf Richtungsangaben wie oben, unten, vorne, hinten, nach vorne, nach hinten, einwärts und nach außen. Dies erfolgt in Relation zum Körper des Klienten mit der Bezugsrichtung des Kopfes nach oben und der Füße nach unten.

anterior: bezieht sich auf die Körpervorderseite oder eine Bewegung dorthin

posterior: bezieht sich auf den Rücken oder Bewegung dorthin

Medianebene: (von lateinisch medium = die Mitte): eine Symmetrieebene, die den Körper in eine annähernd spiegelbildliche gleiche rechte und linke Hälfte teilt

lateral (von lateinisch latus = die Seite): seitwärts, von der Medialebene fort

medial: mittelwärts, zur Medialebene hin

Frontalebene (von lateinisch frons = die Stirn): eine zur Stirn parallelliegende, den Körper in einen vorderen und hinteren Teil trennende Ebene

ventral, Ventralebene (von lateinisch venter = der Bauch): bauchwärts, eine von der Frontalebene aus gesehen parallel über den Bauch hinaus verschobene Ebene

dorsal, Dorsalebene (von lateinisch dorsum = der Rücken): rückenwärts, eine von der Frontalebene aus gesehen parallel über den Rücken hinaus verschobene Ebene

kranial (von lateinisch cranium = der Schädel): schädelwärts, in Richtung auf den Schädel oder darüber hinaus

kaudal (von lateinisch cauda = der Schwanz): steißwärts, in Richtung auf den Steiß oder darüber hinaus

Selbst-Bewußtheit. Im Verlauf der Übungen werden Sie immer wieder daran erinnert, sowohl Ihren eigenen körperlichen Zustand als auch den des Klienten einzuschätzen und entsprechend darauf zu reagieren. Cranio-Sacral-Arbeit ist interaktiv. Daher ist es für Sie und die Behandlungssituation unverzichtbar, daß Sie sich um Ihr eigenes Wohlbefinden und um Ihren eigenen Energiefluß kümmern.

1. Die Füße

Sie befinden sich am unteren Ende des Behandlungstischs, an den Füßen Ihres Klienten, und legen Ihre Hände sehr leicht auf den Fußrücken und um das Sprunggelenk beider Füße. Während Sie fortfahren, gleichmäßig und leicht zu atmen, begeben Sie sich mit Ihrem Geist in Ihre Hände, dorthin, wo die Berührung mit Ihrem Klienten stattfindet. Was fällt Ihnen auf? Spüren Sie einen Puls, ein winziges Mitgehen mit dem Atem des Klienten, Wärme oder Kälte?

Sobald Sie mit dem Cranio-Sacral-Rhythmus vertrauter sind, werden Sie eine leichte Rotation von medial nach lateral und wieder zurück beobachten, jener vergleichbar, die Sie vielleicht schon an Ihren eigenen Oberschenkeln und Schultern wahrgenommen haben.

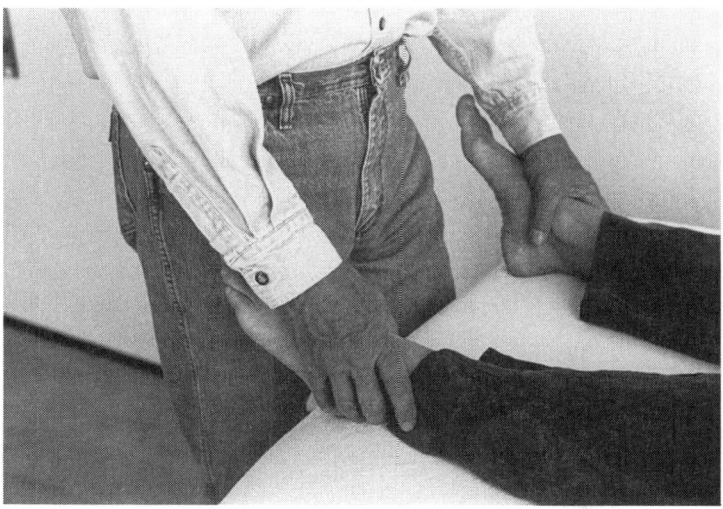

Abb. 5: »Lauschstation« Füße. Die Hände liegen in der ersten Position auf den Fußrücken und um die Sprunggelenke.

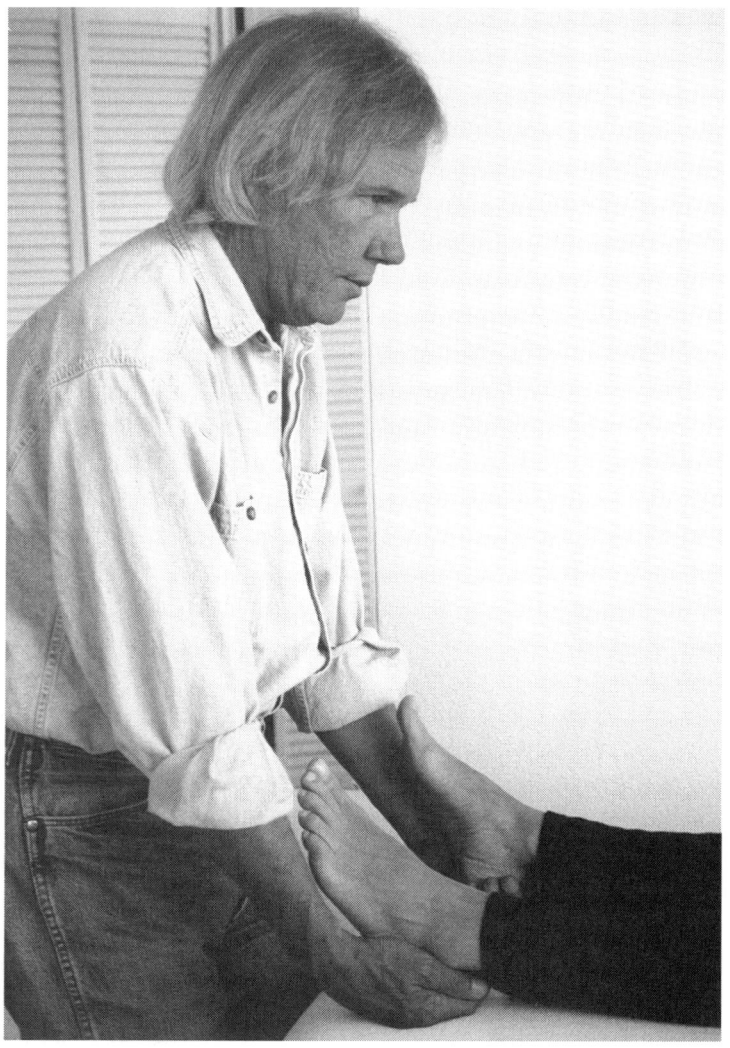

Abb. 6: »Lauschstation« Füße. Die Hände umfassen in der zweiten Position die beiden Fersen.

Bei vielen Klienten werden Sie feststellen, daß die durch den Cranio-Sacral-Rhythmus hervorgerufene leichte Rotation in beiden Füßen nicht gleich ist. Möglicherweise fallen Ihnen Pausen oder unterschiedliche Geschwindigkeiten im Verlauf eines Zyklus auf.

Machen Sie sich auch die Anspannung oder die Entspanntheit in Ihren eigenen Händen oder in anderen Körperteilen bewußt. Experimentieren Sie mit Ihrer Haltung und Ihrer Atmung. Auf welche Weise kann es Ihnen gelingen, körperlich entspannt und zugleich auf Ihren Klienten ausgerichtet zu sein oder einen gleichmäßig leichten Druck in Ihren Händen aufrechtzuerhalten?

Gestatten Sie Ihrer Aufmerksamkeit, zwischen Ihnen und Ihrem Klienten hin- und herzupendeln. Korrigieren Sie Ihren Griff; er soll leicht sein, aber auch die Füße umfassen.

Nach einigen Minuten nehmen Sie Ihre Hände von den Fußrücken und Sprunggelenken und umfassen mit ihnen leicht die beiden Fersen Ihres Klienten. Wiederholen Sie dort Ihre Erforschungen. Wenn Sie Rhythmusabweichungen zwischen der Fußvorder- und der Fußrückseite feststellen, dann weist dies im allgemeinen auf einen Zustand von Spannung oder Entspannung im Beckenbereich hin.

Nach einigen Minuten geben Sie die Berührung wieder auf und bereiten sich innerlich auf die nächste »Lauschstation« vor.

2. Die Oberschenkel

Nun gehen Sie auf eine Seite des Tisches und legen Ihre Hände auf beide Oberschenkel Ihres Klienten. Gestatten Sie Ihren Händen, sich mit leichtem Druck über ihre gesamte Berührungsfläche den Körperkonturen Ihres Klienten anzupassen.

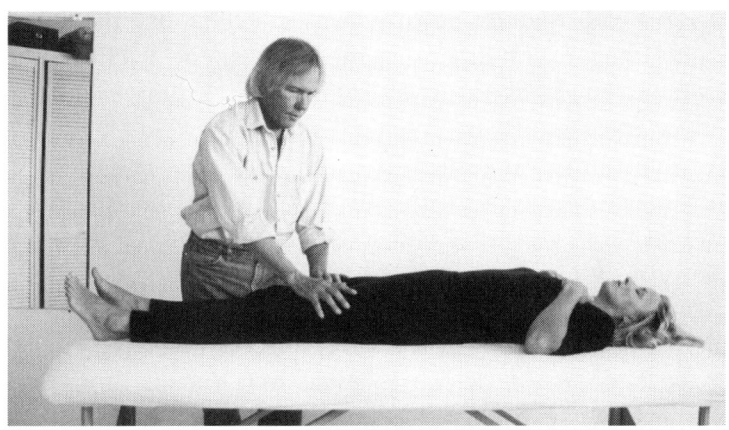

Abb. 7: »Lauschstation« Oberschenkel. Die Hände liegen auf beiden Ober-schenkeln auf.

Welche Position nehmen Sie ein, damit sich Ihr Körper in einer bequemen und entspannten Haltung befindet? Gelingt es Ihnen, während Sie stehend eine Verbindung herstellen, die Energiehülle wahrzunehmen, die sowohl Sie als auch Ihren Klienten umgibt? Passen Sie sich den Energien und den Bewegungen dieser Umgebung an.

Was nehmen Sie an dieser »Lauschstation« wahr? Den Herzschlag, Wärme, den Atem, den cranio-sacralen Rhythmus … Befinden sich beide Oberschenkel in der gleichen rotierenden Bewegung von medial nach lateral und wieder zurück? Spüren Sie einen Energiefluß, der in diesem Körperbereich zwischen Kopf und Füßen hin- und herströmt? Bemerken Sie aus Ihrer momentanen Position heraus Ansammlungen von Energie im Becken- oder Hüftbereich?

Erinnert Sie das Schwanken des cranio-sacralen Rhythmus an dieser Stelle an jenes im Fußbereich Ihres Klienten?

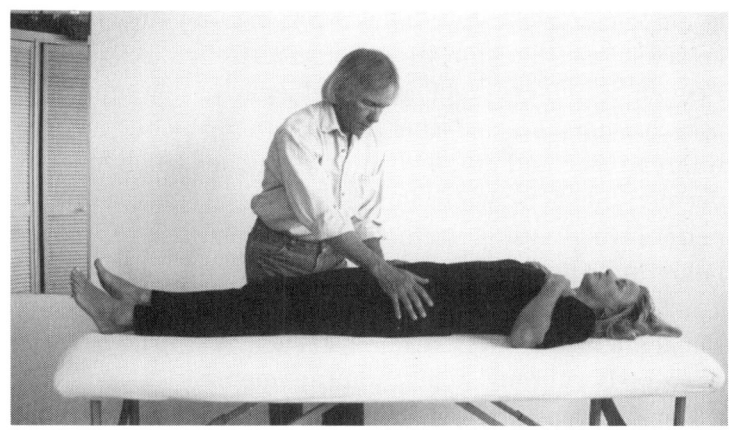

Abb. 8: »Lauschstation« Hüften. Die Hände liegen auf den Hüftknochen und ein wenig lateral von ihnen.

Nach einigen Minuten lösen Sie Ihre Hände und bereiten sich auf die nächste »Lauschstation« vor. An dieser Stelle können Sie Ihrem Klienten Erleichterung verschaffen, indem Sie ihm ein Kissen oder eine Kissenrolle unter die Knie schieben und so seinen Rücken entlasten.

3. Die Hüften

Stellen Sie sich neben Ihren Klienten, ein wenig unterhalb des Beckens, damit Sie Ihre Hände bequem auf die ein wenig vorstehenden Hüftknochen legen können. Versuchen Sie für sich die richtige Körper- und Handhaltung zu finden. Ihre Hände sollten auf den Hüftknochen und ein wenig lateral von ihnen liegen.

An dieser »Lauschstation« bewirkt der Cranio-Sacral-Rhythmus, daß die Hüftknochen sich leicht nach außen öffnen und wieder zurückschwingen. Weil in dieser Körperregion so viele unterschiedliche Kräfte von Muskeln und Knochen aus verschiedenen Richtungen aufeinandertreffen, reagiert das Becken besonders empfindlich auf jegliche Bewegungseinschränkungen und auf Energieblockaden. Machen Sie sich, während Sie den Puls zu ertasten versuchen, auch hier wieder den möglicherweise innerhalb eines Zyklus vorhandenen Schwingungsunterschied zwischen der rechten und der linken Seite bewußt.

Achten Sie auf alle Energiestaus, die Sie entweder im Beckenraum oder in Bereichen, mit denen Sie jetzt in keiner direkten Berührung stehen, wahrnehmen.

Visualisieren Sie zur Übung die Verbindung zwischen den Beckenknochen und dem Kreuzbein. Stellen Sie sich die subtile Bewegung dieser Verbindungen zwischen den voneinander unabhängigen Knochen in Harmonie mit dem Cranio-Sacral-Rhythmus, den Sie unter Ihren Händen spüren, vor. Fallen Ihnen Stellen auf, wo Energie gestaut ist oder fehlt?

Nach einigen Minuten lösen Sie den Kontakt wieder auf und bereiten sich auf die nächste Stelle vor.

4. Das Zwerchfell

Hier legen Sie Ihre Hände auf die kaudal unteren Rippenbogen Ihres Klienten und gestatten es Ihren Händen abermals, sich seinen Körperkonturen anzupassen. Versichern Sie dem Klienten, daß es richtig ist, wenn er vollkommen natürlich weiteratmet.

In diesem Bereich ist das Erspüren des Cranio-Sacral-Rhythmus eine besonders große Herausforderung. Seien Sie völlig frei und gelassen, und atmen auch Sie ganz und gar natürlich. Visualisieren Sie die Energiehülle, die Sie und Ihren Klienten umgibt. Innerhalb dieser Sphäre können Sie

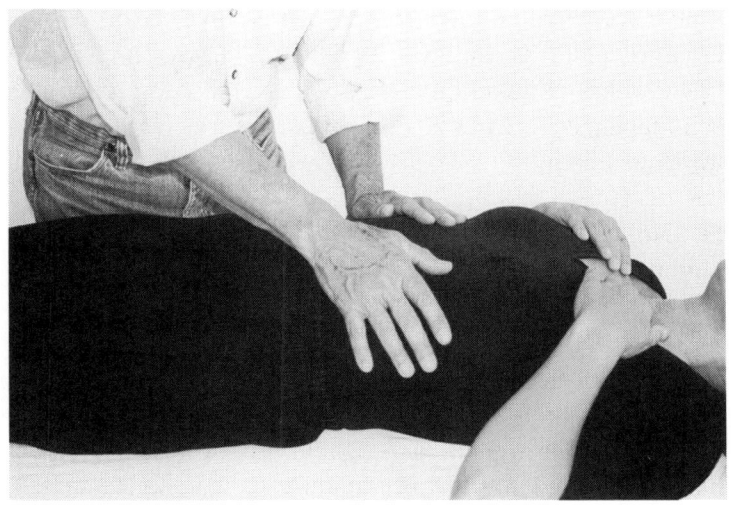

Abb. 9: »Lauschstation« Zwerchfell. Die Hände befinden sich auf dem kaudal untersten Paar der Rippen.

sich allen körperlichen und energetischen Bewegungen problemlos öffnen.

Sie werden erneut den Herzschlag und den Atemrhythmus bemerken. Welchen Energiefluß können Sie noch spüren? Der cranio-sacrale Puls veranlaßt die Rippen, sich zunächst entgegen dem Atemrhythmus in Brustkorb und Bauch etwas langsamer auszudehnen und dann wieder zusammenzuziehen.

Für mich war es sehr aufregend, als ich zum ersten Mal den Cranio-Sacral-Rhythmus in diesem Körperbereich wahrnahm. Aber setzen Sie sich nicht unter Erfolgsdruck. Sie haben bereits eine große Menge von Informationen sowohl auf der bewußten als auch auf der unbewußten Ebene gesammelt. Nehmen Sie die Beobachtungen auf, die sich Ihnen bie-

ten: energetische Kontraktionen, Wärme oder Kälte, Abweichungen im Rhythmus zwischen linker und rechter Seite.

Nach einigen Minuten lösen Sie Ihre Hände von den unteren Rippenbogen Ihres Klienten und öffnen sich für die nächste »Lauschstation«.

5. Die Schultern

Nun begeben Sie sich an das Kopfende des Tisches. Setzen
Sie sich auf einen Stuhl, und lassen Sie Ihre Ellbogen auf der
Tischplatte ruhen. Dann legen Sie Ihre Handflächen auf die
Schultern beziehungsweise auf den oberen Brustkorb Ihres
Klienten. Nehmen Sie sich Zeit, um sich in dieser Haltung
wohl zu fühlen und um sich auf die diversen Bewegungen,
die Sie spüren, einzustellen.

Ihre Hände passen sich mit sanftem Druck den Körperkonturen unter ihnen an. Ihre Kraft ist am größten, wenn sie sich
so anfühlen, als würden sie mit dem Körperbereich verschmelzen, auf dem sie liegen. So können sie auf jede beliebige Dimension von Bewegung reagieren. Machen Sie sich
das Gefühl in Ihren eigenen Schultern und Armen bewußt.
Sind Sie locker? Atmen Sie frei?

Der Herzschlag sorgt für einen stetigen Puls innerhalb des
Brustkorbs. Auch hier, wie zuvor beim Zwerchfell, ist der
Atemrhythmus am leichtesten wahrnehmbar. Der Atem hebt
den Brustkorb nach ventral und lateral. Beim Einatmen wird
Ihr Klient die Schultern zu den Ohren ziehen und wieder
fallen lassen – von Ihrer Sitzposition aus gesehen handelt es
sich also um eine Bewegung in der horizontalen Ebene. Der
Cranio-Sacral-Rhythmus jedoch hebt die Schultern in die Hö-
he, so daß sie sich kurz vom Tisch lösen und einen kleinen
Bogen um die vertikale Achse des Körpers beschreiben.

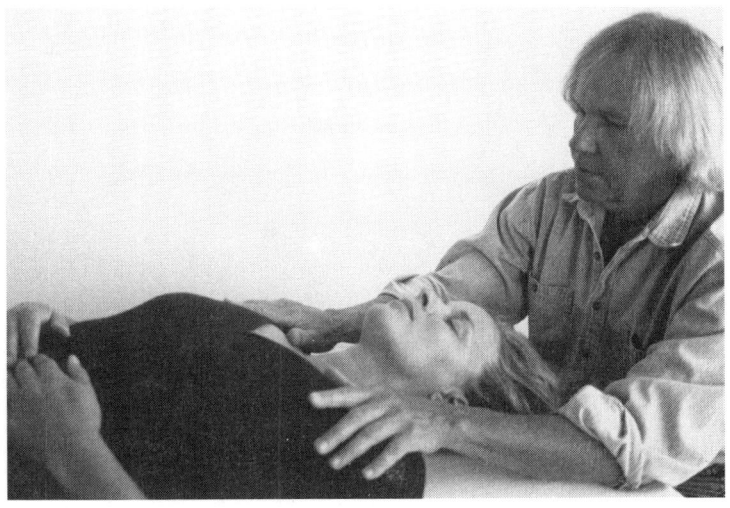

Abb. 10: »Lauschstation« Schultern. Die Hände sind links und rechts auf den Schultern und dem oberen Brustkorb plaziert.

Wie schon bei der vorherigen »Lauschstation« erwähnt, seien Sie nicht enttäuscht, wenn Sie den Cranio-Sacral-Rhythmus nicht sogleich beim ersten Versuch palpieren. Auch wenn Sie meinen, dieses Ziel nicht erreicht zu haben, lernen Sie: durch die Berührung und durch Ihre Aufmerksamkeit.

Nach einigen Minuten ziehen Sie Ihre Hände zurück. Richten Sie Ihr Bewußtsein nun auf den Nacken und Kopf Ihres Klienten.

6. Der Kopf

Während Sie an Hals und Schädel arbeiten, sollten Sie sich die ganze Zeit über seiner vernetzten Struktur bewußt sein. Wenn Sie den Kopf berühren, ihn anheben oder bewegen, machen Sie sich Beweglichkeit oder Verspannungen, die Sie

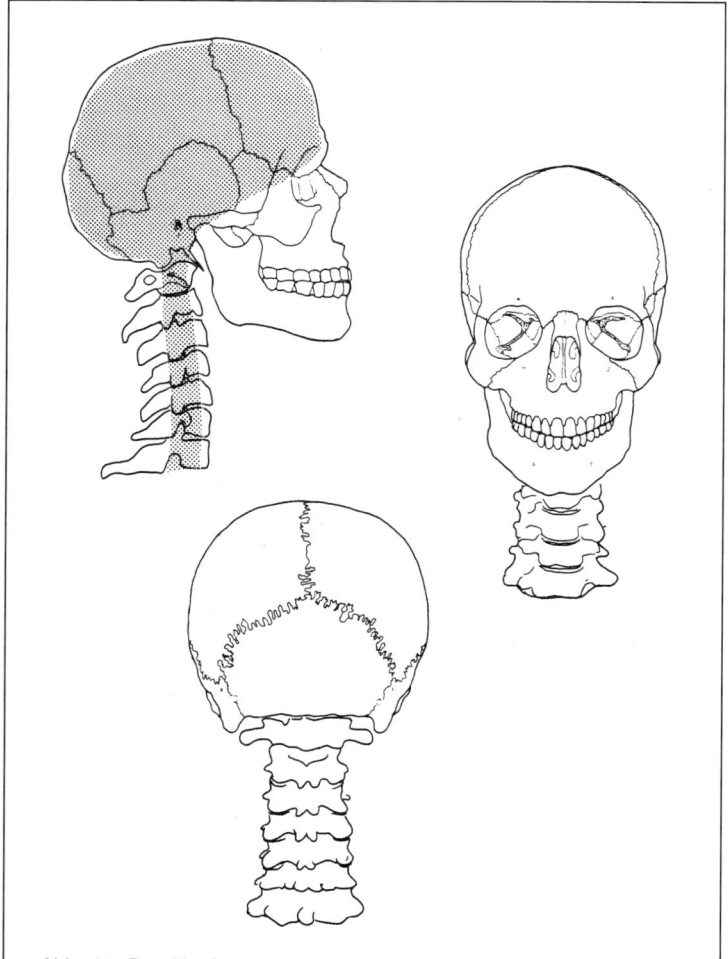

Abb. 11: Das Kopf- und Nackenskelett. Die Rasterung in der Seitenansicht zeigt die Lage des Hirns und des Rückenmarks innerhalb der
schützenden Knochenstruktur. Die Linien auf dem Schädel markieren
die Schädelnähte oder Gelenke in diesem Bereich.

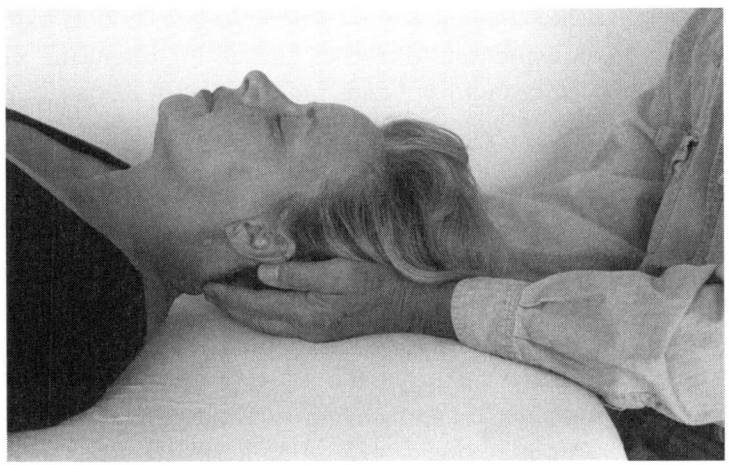

Abb. 12: »Lauschstation« Kopf. In der ersten Position umfassen die Hände den Hinterkopf und den Nackenansatz.

spüren, bewußt. Bei dieser Übung sollten Sie seinen Kopf und seinen Nacken in einer Linie mit seiner Wirbelsäule halten, aber erzwingen Sie diese Ausrichtung nicht. Folgen Sie bei jeder Bewegung der Richtung des geringsten Widerstands.

A. Legen Sie Ihre Hände mit den Handflächen nach oben neben den Kopf Ihres Klienten. Schieben Sie sie unter den Schädel aufeinander zu, und umfassen Sie den Hinterkopf mit Ihren Händen. Korrigieren Sie Ihre Handhaltung so lange, bis sie sowohl für Sie als auch für Ihren Klienten bequem ist. Ihre Unterarme ruhen dabei locker auf dem Tisch. Stützen Sie Ihren Oberkörper nicht auf ihnen ab. Atmen Sie frei, und achten Sie während der Arbeit auf das Gefühl in Armen und Schultern.

Während Sie sich auf die Wahrnehmungen Ihrer Hände einstimmen, bemerken Sie vielleicht, daß Ihr Klient mit jedem Atemzug seinen Kopf und Hals leicht zum Körper hinzieht und wieder freigibt. Machen Sie sich mit dieser Bewegung vertraut.

Spüren Sie den Herzschlag? Ihren eigenen, den Ihres Klienten?

Der cranio-sacrale Rhythmus wird erfahren durch ein leichtes Ausdehnen und Zusammenziehen des gesamten Schädels. Dies mag Ihnen wie eine Kopfbewegung erscheinen. Oder Sie bemerken, wie Ihre Hände rhythmisch zuerst zum Kopfzentrum hin und dann von ihm fort nach außen gehen.

Der Rhythmus könnte in beiden Händen gleich stark spürbar oder aber unharmonisch sein. Möglicherweise kommt es Ihnen so vor, als ob sich eine Kopfseite mehr ausdehnt als die andere. Oder vielleicht scheint der Rhythmus auch kraftvoller nach außen als nach innen zu drücken. Unter Umständen nehmen Sie Energie, Wärme oder sogar elektrische Ströme wahr.

Gestatten Sie sich, einige Minuten lang den Rhythmus und seine Variationen genau zu beobachten. Dann bereiten Sie sich darauf vor, die Position Ihrer Hände zu ändern.

B. Schieben Sie eine Hand (Handfläche nach oben) unter den Hinterkopf. Nehmen Sie beim Positionieren die zweite Hand zur Hilfe. Wenn Sie und Ihr Klient sicher sind, daß der Kopf mit seinem ganzen Gewicht richtig in Ihrer einen Hand liegt, legen Sie Ihre zweite Hand (Handfläche nach unten) auf die Stirn, mit den Fingerspitzen in Richtung Augenbrauen. Manche Menschen reagieren sehr stark auf diese Berührung. Ihre gesamte Handfläche ist in Kontakt mit dem Kopf

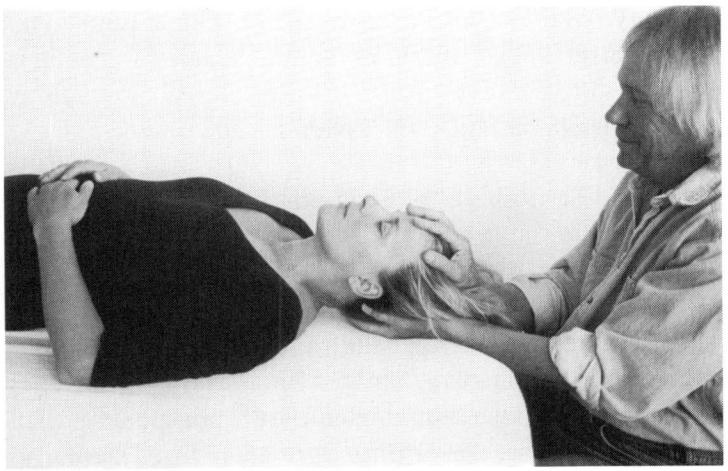

Abb. 13: »Lauschstation« Kopf. In der zweiten Position liegt eine Hand unter dem Hinterkopf, während die Finger der anderen auf der Stirn oberhalb der Augenbrauen ruhen.

und übt einen leichten Druck auf ihn aus. Dieser sollte an einer beliebigen Stelle maximal *fünf Gramm* (!) oder das Gewicht eines Markstücks nicht überschreiten.

Welche Bewegungen oder Energien nehmen Sie wahr? In dieser Haltung ist der cranio-sacrale Rhythmus vor allem durch ein Heben und Senken (anterior/posterior) der Stirn spürbar. Auch hier mag der Puls auf der einen Seite ausgeprägter sein als auf der anderen. Oder aber der erste Teil des Zyklus ist stärker spürbar als der zweite. Manchmal haben Cranio-Sacral-Therapeuten auch schon eine drehende Bewegung des Stirnbeins im Cranio-Sacral-Rhythmus bemerkt.

Nach einigen Augenblicken nehmen Sie Ihre Hand wieder von der Stirn. Ziehen Sie unter Zuhilfenahme der freien Hand auch die zweite Hand unter dem Hinterkopf hervor. Nutzen

Sie diesen Moment, in dem Sie nicht in direktem Kontakt mit Ihrem Klienten sind, um sich zu sammeln und wenn nötig zu harmonisieren. Bewegen oder strecken Sie sich, wenn Ihnen das hilft, wieder mehr Aufmerksamkeit zu entwickeln.

C. Sobald Sie sich gut eingestimmt fühlen, legen Sie Ihre Hände seitlich an den Kopf Ihres Klienten. Schieben Sie die kleinen Finger jeder Hand an die Schädelbasis, wo die Wirbelsäule im Schädel endet, und positionieren Sie sie links und rechts davon. Die Kuppen Ihrer Daumen legen Sie sehr sanft auf die Schläfen, die übrigen Finger verteilen sich zwischen diesen beiden festgelegten Berührungspunkten. Entscheidend sind bei dieser Übung vor allem Ihre Daumen an den Schläfen. Entspannen Sie sich. Lassen Sie alle Anspannung aus Ihren Händen, Armen und Schultern fließen.

Sie werden in dieser Position nicht den eigentlichen Knochen fühlen, sondern Muskelansätze, die sich unter dem *Jochbein* hindurch bis zum *Unterkiefer* fortsetzen. Unter der Muskulatur jedoch befindet sich der Schädelknochen, der uns jetzt interessiert: das *Keilbein*. Dieses bildet, zwischen Gesicht und *Hinterhauptsloch* liegend, zusammen mit dem *Hinterhauptsbein* eine Art knöcherne Schüssel, in der das Gehirn ruht. Das Keilbein steht mit fast allen anderen Knochen des Gehirnschädels in Verbindung, auch mit jenen des Gesichts und Kauapparats. Zahlreiche Nerven und Blutgefäße verbinden durch kleine Öffnungen im Keilbein hindurch das Gehirn mit den Augen, Ohren, dem Gesicht und den Kiefern. Die freie und ausgewogene Beweglichkeit des Keilbeins ist also eine entscheidende Voraussetzung für ein harmonisches Funktionieren des Gesichts und der in ihm angesiedelten Organe.

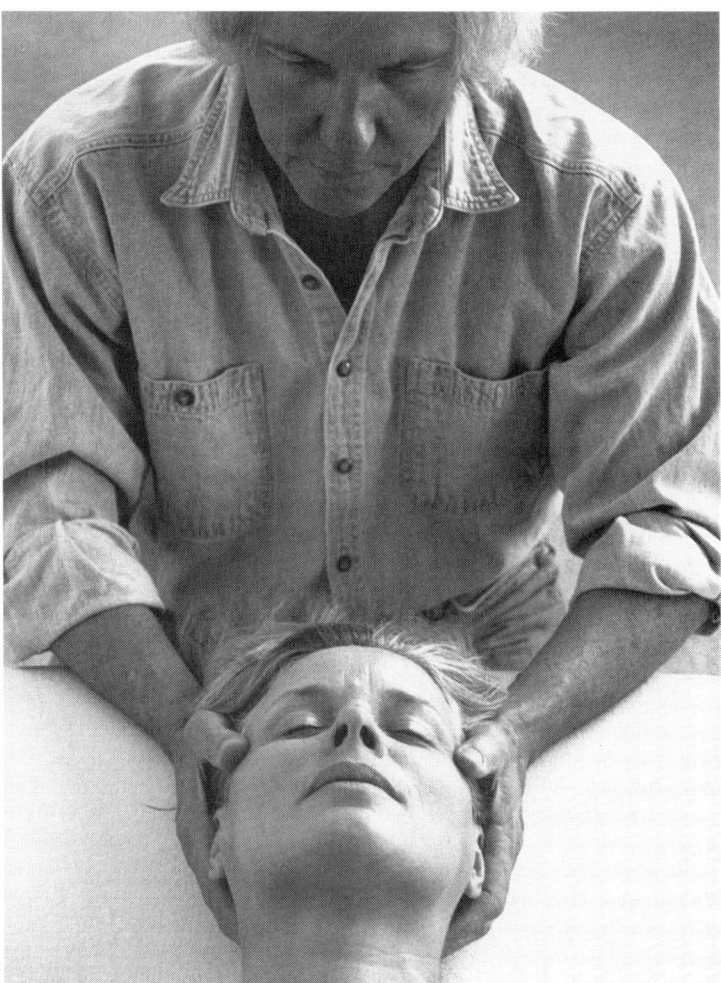

Abb. 14: »Lauschstation« Kopf. In der dritten Position liegen die Daumen an den Schläfen beziehungsweise auf den großen Keilbeinflügeln und die kleinen Finger an dem Verbindungspunkt zwischen Wirbelsäule und Schädel, die übrigen Finger verteilen sich dazwischen.

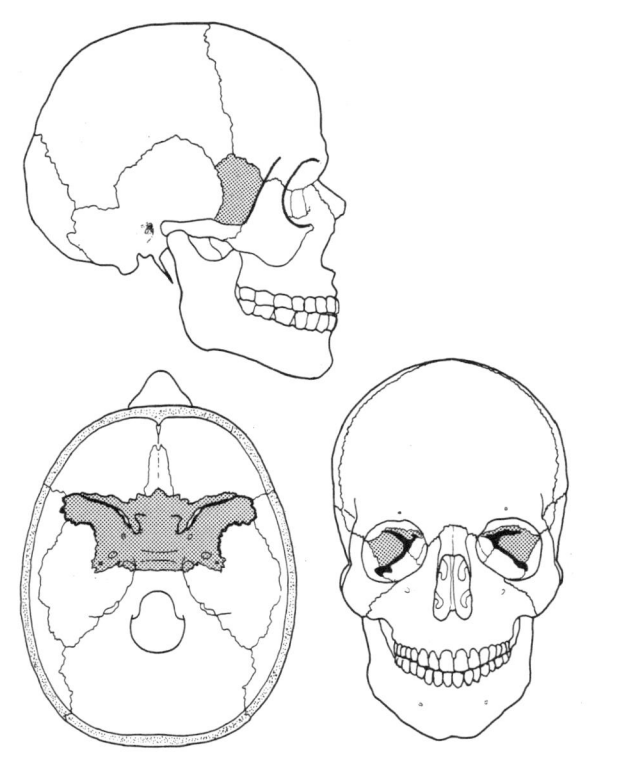

Abb. 15: Drei Ansichten des Keilbeins in seiner Relation zu den übrigen Schädelknochen. Der horizontale Schnitt verdeutlicht, wie das Keilbein an der Basis des Schädels gemeinsam mit dem Hinterhauptsbein ein Gefäß bildet, in dem das Gehirn ruht, und auf welche Weise es nahezu mit allen anderen Schädelknochen verbunden ist. Die großen Keilbein-flügel sind von außen im Schläfenbereich des Schädels und durch die Augenhöhlen sichtbar. Jener Teil der großen Keilbeinflügel, welcher an den Gesichtsseiten sichtbar wird, gestattet die Palpation und Beeinflus-sung seiner Bewegungen.

Was palpieren Sie also unter Ihren Händen? Spüren Sie noch die wellenförmigen Bewegungen des Atems und des Herzschlags? Fühlt es sich kühl oder warm an? Nehmen Sie das leichte Ausdehnen und Zusammenziehen des Knochens wahr?

Den Puls der *großen Keilbeinflügel* haben Sie gefunden, wenn Ihre Daumenkuppen zunächst nach kaudal in Richtung Kiefer und anschließend nach kranial auf Sie zugeschoben werden. Achten Sie darauf, ob der Rhythmus in die eine Richtung stärker als in die andere oder links und rechts verschieden ausgeprägt ist. Seien Sie sich des Drucks, den Ihre Daumenkuppen ausüben, bewußt. Stimmen Sie sich mit Ihrem Klienten ab, wieviel Druck noch angenehm ist. Gestatten Sie Ihren Sinnen, sich dem Cranio-Sacral-Rhythmus hinzugeben.

Nach einigen Minuten lösen Sie Ihre Hände vom Kopf des Klienten. Ziehen Sie sich langsam und vollständig zurück, damit Sie beide wieder den individuellen Raum gewinnen, den Sie benötigen.

Kehren Sie in ein normales Tagesbewußtsein zurück. Bewegen und strecken Sie sich. Atmen Sie. Ermuntern Sie Ihren Klienten, ebenso zu verfahren.

Sie haben nun alle »Lauschstationen« für den cranio-sacralen Rhythmus kennengelernt.

Wenn Therapeut und Klient ihre Beobachtungen bei den vorangegangenen Übungen untereinander austauschen, dann kommt es nicht selten vor, daß beide unterschiedliche Einzelheiten der gleichen Sache erfahren haben. Dies einander mitzuteilen, wird Ihren Horizont erweitern und es Ihnen ermöglichen, wertvolle neue Sichtweisen kennenzulernen.

Wiederholen Sie die oben beschriebenen Übungen – wenn möglich an verschiedenen Klienten. Sie werden Unterschiede feststellen, die mit dem Alter zu tun haben können. Die Ausgeprägtheit des Cranio-Sacral-Rhythmus wird variieren, das Verhältnis von links zu rechts. Ihr Selbstvertrauen und Ihre Fähigkeit, den Puls wahrzunehmen, werden wachsen. Energiemuster, Blockierungen und Lecks werden Ihnen mit genügender Praxis zugänglicher.

Erkenntnis und Bewußtsein

Die vorangegangene Arbeit mit den »Lauschstationen« ist die Voraussetzung für den Erkennungsprozeß in der Cranio-Sacral-Arbeit.

Erkennen in diesem Zusammenhang bedeutet nicht, eine Diagnose zu erstellen oder eine bestimmte Behandlungssequenz schon im Vorfeld festzulegen, sondern meint vielmehr, im Laufe der Behandlung abhängig vom bewußten Erspüren die nötigen Techniken einzusetzen. Die Informationen, die durch das Erspüren gewonnen werden, entscheiden über jeden einzelnen Schritt der Behandlung. Im Grunde sollte diese Maxime für jede Form von Therapie gelten. Die Cranio-Sacral-Arbeit ist jedoch insofern einzigartig, als daß der Therapeut während der gesamten Behandlungsdauer genau beobachtet und sofort auf seine Beobachtungen reagiert.

Es ist offensichtlich, daß die einzelnen Körperteile und die »Lauschstationen« sowohl miteinander als auch untereinander vernetzt sind. Bereits eine leichte Veränderung des Muskeltonus oder des Energieniveaus an einer einzigen Stelle kann sich auch auf andere Körperbereiche auswirken. Das

Auflösen einer Blockade oder eines Schmerzes legt vielleicht ein altes Trauma frei, das bei Beginn der Behandlung noch gar nicht deutlich sichtbar war.

Seine Erkenntnisse zeigen dem Therapeuten, ob er an einer Körperstelle länger verharren soll, oder ob er zur nächsten wechseln kann. Das Erspüren geht immer Hand in Hand mit der eigentlichen Behandlung – von Minute zu Minute, im Hier und Jetzt.

Dennoch, anfangs ist es für Sie nicht notwendig, aus Ihren Beobachtungen an den »Lauschstationen« Ihrer Klienten Schlüsse zu ziehen. Zunächst einmal hat es für Sie Vorrang, Erfahrungen und Fähigkeiten zu sammeln. Deren Zuwachs und ihre Bedeutung werden Ihnen vor allem anhand der in den nächsten beiden Kapiteln beschriebenen Methoden bewußtwerden.

Die Erfahrungen und die Fähigkeiten, die Sie erwerben, gehen weit über »normale« Techniken hinaus. Während Sie voranschreiten, werden in Ihnen eine Feinfühligkeit und ein Bewußtsein entstehen, die das gewohnte Maß weit übersteigen. Etwas Derartiges hat mit Alltagswahrnehmung und logisch arbeitendem Verstand dann nur noch wenig zu tun. Diese neue Feinfühligkeit und dieses neue Bewußtsein umgeben Sie selbst und auch Ihren Klienten, und sie sind die entscheidende Voraussetzung, um all die Möglichkeiten auszuschöpfen, welche die Cranio-Sacral-Arbeit bietet. Die hier beschriebenen Übungen wollen Sie darin unterstützen, das höchste Niveau dieser Fähigkeiten in all ihren Dimensionen zu entwickeln. Deshalb sollten Sie sich immer wieder dazu auffordern, die Übungen zu machen oder selbst welche zu kreieren, auch dann, wenn Sie bereits einige der erforderlichen Fähigkeiten entwickelt haben.

Bewußtsein

Im normalen Tagesablauf ist unser Bewußtsein vor allem auf die »mechanischen« Bestandteile des Lebens ausgerichtet: auf die Fahrt von und zur Arbeit, das Erledigen von Besorgungen, die Beschaffung von Informationen, die Verplanung von Geld und Zeit. Die meisten Menschen sind sich jedoch auch dessen bewußt, daß es noch andere Ebenen als das Tagesbewußtsein gibt.

Entscheidende Körperfunktionen laufen ab, ohne daß wir darüber Entscheidungen treffen müssen. Manchmal können diese positiv beeinflußt werden, wenn das Bewußtsein eingeschaltet wird. Beispielsweise hat man herausgefunden, daß Meditation hilft, einen zu hohen Blutdruck zu senken. Hypnose unterstützt das Gedächtnis und das Lernen, löst Schmerzen auf, reduziert Blutungen während der Operation und beschleunigt den Heilungsprozeß.

Auch das normale Tagesbewußtsein kann bei jedem Menschen auf etwas anderes spezialisiert sein. Manche Menschen nehmen Farben bewußter wahr als andere Formen. Wieder andere sind besonders auf praktische Überlegungen oder auf das rein mechanische Funktionieren von Gegenständen ausgerichtet. Und manchem schließlich fällt es leichter, Verbindungen herzustellen und die Möglichkeiten von Gestaltung und Ausstattung zu erkennen. Bestimmte Menschen gelten als besonders feinfühlig oder intuitiv, weil sie gesellschaftliche und emotionale Veränderungen leichter wahrnehmen und auf sie reagieren. Das Tagesbewußtsein jedes dieser Menschen verfügt über Fähigkeiten, die zwar deutlich sichtbar sind, deren Vorhandensein sich aber dennoch nicht ganz erklären läßt.

In diesem Buch wollen wir versuchen, die einzigartige Bewußtseinsbasis, die jeder Mensch hat, zu verstehen und zu akzeptieren. Und wir wollen dazu beitragen, deren Kapazitäten zu neuen Dimensionen hin auszuweiten. Manche dieser Dimensionen werden technischer Natur sein: so das Begreifen von Struktur, Funktionen und Zusammenhängen im menschlichen Körper und das Verständnis für die wichtigen Aspekte der Arbeit als Therapeut mit einem anderen Menschen. In anderen wird es um die Intuition gehen: etwa um die Fähigkeit, mit angemessenen Bewegungen und der richtigen Druckausübung auf bestimmte energetische Signale zu reagieren, oder das richtige Bewußtsein für das eigene Selbst, das Schritt hält mit dem sich entfaltenden Bewußtsein des Klienten.

Berührung

Es gibt einen wichtigen Grund, um diese größere Bewußtheit für das eigene Selbst und das Gefühl für die Berührung zu entwickeln. Genauso, wie Liebende auf einander häufig intuitiv mit großer Feinfühligkeit reagieren, so berühren auch die Hände des Therapeuten oft die »richtige« Stelle, ohne vorher darüber nachzudenken. Ich habe schon beobachtet, daß sich die Hände eines Anfängers in Harmonie mit dem Puls des Klienten bewegten, während sein Verstand noch von der Frage abgelenkt wurde, welche Technik er als nächste anwenden sollte.

Während Sie eine größere Bewußtheit für die subtilen Bewegungen und Empfindungen Ihres Körpers entwickeln, wird Ihr wichtigster Lehrer die Interaktion zwischen Ihnen und Ihrem Klienten sein. Sie werden lernen, Ihrer Intuition und Ihren Händen zu folgen.

Es gibt Berührungen, die Gewohnheiten sind: einen

Freund an der Hand oder am Arm fassen, sich über das Kinn streichen, sich das Gesicht reiben. Und es gibt Berührungen, die Gewohnheit und Technik kombinieren: ein Masseur, der eine Behandlung abschließt, die er schon viele Male zuvor verabreicht hat, ein Pianist, der ein vertrautes Stück spielt, während er im Geist mit einem persönlichen Problem befaßt ist.

Wir wollen erreichen, daß Gewohnheiten für die Dauer der Sitzung ausgeschlossen werden, damit die wechselseitige Beziehung zwischen Therapeut und Klient real im Hier und Jetzt existiert und der Therapeut in ihr Intuition mit dem neu Gelernten und den neu gewonnenen Erfahrungen verbindet.

Die Ganzheitlichkeit des Organismus

Eine typische Eigenschaft aller alternativen Heilmethoden ist der Versuch, den Organismus als Einheit zu verstehen und zu behandeln. Eine charakteristische Schwäche der konventionellen Medizin besteht darin, sich lediglich mit Symptomen zu befassen. Viel zu oft in unserer schnellebigen Welt will ein Klient nur die Auswirkungen und nicht die Ursachen beheben, damit er zu seiner Routine zurückkehren kann. Inzwischen ist uns klargeworden, daß dieser Ansatz das zugrundeliegende Problem, auf welches das Symptom uns aufmerksam machen will, lediglich zudeckt.

Beispielsweise reagiert in Zeiten der Angespanntheit der eine mit einer Erkältung, der andere mit einer Grippe oder mit Schlaflosigkeit. Ein dritter wird vielleicht von wiederkehrenden Rückenschmerzen attackiert. Die konventionelle Medizin versorgt uns in solchen Fällen mit Mitteln, die den

Schmerz bekämpfen, die Schleimproduktion reduzieren, Schlaf oder Muskelentspannung herbeiführen. Mit einer derartigen Behandlung kommt man zwar auf kurze Sicht zunächst weiter, längerfristig häuft sich jedoch ein großer Schuldenberg gegenüber dem Selbst an. Dieser äußert sich in Form unerklärlicher und unberechenbar auftretender Schmerzen aller Art, in einem schwachen Abwehrsystem und letztlich in einem im Alter zunehmenden Risiko von rein körperlichen Zusammenbrüchen. Der übliche Kommentar jener, welche die Botschaften ihres Körpers mißachtet haben, lautet dann: »Das verstehe ich nicht. Früher haben mir solch kleine Belastungen doch nichts ausgemacht.«

Jede Krankheit, jeder Schmerz, jedes Leiden ist eine nonverbale Botschaft der Zell- oder Organebene an das Bewußtsein: Gib acht, mach dir bewußt, was du dir gerade zumutest! Normalerweise tritt eine ernste Krankheit oder eine tatsächliche Behinderung erst nach einer länger anhaltenden Streßphase oder nach wiederholten Verletzungen auf. Die begrenzte Behandlung des entzündeten oder eingeschränkten Bereichs spricht nicht das tatsächlich traumatisierte Gewebe mit seiner Neigung zu Verletzungen und Krankheit an. Um eine umfassendere Heilung zu erreichen, muß der Therapeut allen Botschaften des Körpers Beachtung schenken und auch seinen Klienten lehren, dies zu tun.

Eine andere übliche Annäherung an Krankheit oder Verletzung ist die Frage: Hat sie körperliche oder seelische Ursachen? Sie ist nur wenig sinnvoll, da sie auf unserem Bedürfnis, eine klare und einfache Antwort auf beunruhigende Fragen zu bekommen, fußt.

Die menschliche Existenz ist sehr viel komplexer. Zwar können wir den Menschen in seine seelischen, emotionalen, spirituellen und geistigen Aspekte unterteilen. Dennoch sind wir ein Ganzes, eine Einheit. Jede Bewegung, jeder Unfall, jede Freude oder Entdeckung geschieht in uns in unserer Gesamtheit. Jeder Kopfschmerz, jedes Rückenproblem, jede Krankheit hat einen körperlichen *und* einen seelischen *und* einen spirituellen genauso wie jeden anderen Aspekt, den wir aus der Einheit herauszulösen vermögen. Ganzheitliches Heilen findet statt, wenn der Anwender und der Klient für die Botschaften des gesamten Individuums offen sind.

Die Einstellung des Therapeuten in der Phase der Erfassung ist geprägt von Achtsamkeit, Offenheit, ja sogar Neugier. Letztere zeigt an, daß man noch nicht alle Hintergründe durchschaut hat und begierig ist, mehr über sie zu erfahren. Auf der Ebene des Individuums bedeutet dies, daß es keine vorgefertigten Antworten darauf gibt, wie eine Krankheit entstanden ist und wie ihr begegnet werden muß. Die Tatsache, daß es keine einfachen Antworten gibt, ist nicht eine Erschwernis, sondern Teil des Abenteuers in der Praxis des Heilens. Wer sich eine Einstellung von Offenheit und Experimentierfreude erwirbt, dem wird der Körper von selbst Hinweise geben, wie und in welcher Reihenfolge vorgegangen werden soll.

Respekt, Achtsamkeit, Offenheit und die Bereitschaft hinzuhören sind der Schlüssel, sind das Fundament für die Arbeit nach diesem Buch. Im vierten Kapitel, wenn Sie die Erfahrung einer vollständigen cranio-sacralen Sitzung besitzen, werden wir zum Thema »Erkenntnis« zurückkehren.

2 Den Rumpf freisetzen

Im vorangegangenen Kapitel haben Sie gelernt, die Energien und Rhythmen des menschlichen Körpers, Ihres eigenen und Ihres Klienten, wahrzunehmen. Die Arbeit mit den »Lauschstationen« hat die Grundlage für die cranio-sacrale Praxis geschaffen. Wir sind bisher noch kaum auf die Fertigkeiten und Techniken der intuitiven Diagnose eingegangen, denn Sie müssen zunächst die grundlegenden Praktiken der Cranio-Sacral-Arbeit kennenlernen, bevor Sie Ihre Vorstellung von cranio-sacraler Diagnose in einen sinnvollen Zusammenhang stellen können.

In diesem und im folgenden Kapitel wollen wir den einzelnen Schritten einer vollständigen cranio-sacralen Sitzung folgen. Im letzten Kapitel kehren wir dann zum Thema »intuitive Diagnose« zurück und dazu, wie man sich ihrer während einer Sitzung sinnvoll bedient.

Die therapeutische Freisetzung

An den »Lauschstationen« haben wir Sie dazu ermutigt, die Bewegungen der Körpergewebe wahrzunehmen und ihnen zu folgen: Sie haben den Cranio-Sacral-Rhythmus und andere energetische Pulse erspürt. Sie werden diese erworbenen Fähigkeiten der verschärften Wahrnehmung nun in Kombi-

nation mit jener der *therapeutischen Freisetzung* anwenden.
Eine therapeutische Freisetzung findet statt, wenn ein Gewebe, in dem sich eine alte Verletzung eingenistet hat, diese
Programmierung *freisetzt* und sich somit für ein vollständige-
res und natürlicheres Funktionieren öffnet.

Das Gedächtnis des Gewebes

Dieser Begriff, auf den wir schon in der Einleitung zu sprechen gekommen sind, wurde gebildet, um eine Reihe von Beobachtungen und Vermutungen der Therapeuten zu erklären. Man hat beobachtet, daß manche Leiden wiederkehren,
obwohl sie als geheilt galten. Gängige Beispiele sind Rücken-,
Nacken- oder Kieferschmerzen. Auch manche Krankheiten
tendieren dahingehend, sich regelmäßig wieder einzustellen. So sind viele Menschen anfälliger für Erkältungen, leiden des öfteren unter Kopfschmerzen oder werden wieder-
holt von Magenbeschwerden gequält. Sowohl Verletzungen
als auch Krankheiten treten in Zeiten der Angespanntheit
häufiger auf. Dies ist keine zufällige Erscheinung, sondern
für bestimmte Menschen typisch.

Mitunter werden bestimmte Gefühle mit den auftretenden
Krankheiten oder Verletzungen verbunden. Die emotionale
Reaktion auf Schmerz und Krankheit variiert zwischen Ruhe
und Aufregung, Hoffnungslosigkeit und Hoffnung. In der
Körperarbeit, in der die einprogrammierten Schmerzmuster
und Funktionsstörungen aufgelöst werden, durchleben einige Erinnerungen oder starke Gefühle, die sie in den Moment
zurückversetzen, als sie zum ersten Mal von der Verletzung
oder der Krankheit befallen wurden. Die Berührung einer
bestimmten Stelle oder eine bestimmte Körperhaltung können solche Gefühle und Erinnerungen freisetzen.

Hierzu möchte ich ein Beispiel anführen. Als ich mich während eines cranio-sacralen Trainings mit anderen Studenten in der Arbeit mit den Klienten abwechselte, lernte ich eine Frau kennen, die mit der einen Hand ihr Kreuzbein und mit der anderen ihren Hinterkopf berührte. Sie empfand mit einemmall eine merkwürdige Beunruhigung und erinnerte sich lebhaft an eine Szene bei einem Autounfall, der ihr einige Zeit zuvor zugestoßen war. Sie war deshalb sehr verwirrt, denn ihre Kopf- und Gesichtsverletzungen waren gut abgeheilt, und sie meinte, das Ereignis längst hinter sich gelassen zu haben. Nun aber, als sie den Unfall neu durchlebte, tauchte ein vergessener Aspekt wieder auf. Im Augenblick des Aufpralls hatte ihr Kind geschrien. Sie hatte sich, als sie nach vorne geschleudert und verletzt wurde, furchtbar um ihr Kind gesorgt und sich entsetzlich hilflos gefühlt. Es stellte sich dann heraus, daß ihr Kind den Unfall unverletzt überstanden hatte, und entsprechend hatte sie diesen Teil ihrer Erfahrung im Verlauf der Genesung vergessen. Dieser unerwartete emotionale Zwischenfall während des Trainings gestattete es ihr, jene entscheidende Szene des Unfalls neu aufzurollen und die damit verbundenen Gefühle von Angst und Hilflosigkeit, die seither immer irgendwie in ihrem Unterbewußtsein mitschwangen, endgültig aufzulösen.

Wie aber werden vergangene Ereignisse im Gedächtnis des Gewebes abgespeichert? Obwohl diese Frage noch immer nicht vollständig beantwortet werden kann, wissen wir doch von zahlreichen Mechanismen, durch die der Körper auf Erfahrungen basierend »lernt«, sich anzupassen. Wenn ein fremder Stoff in das Zellgewebe des Körpers eindringt, dann wird damit eine komplexe Reihe von Reaktionen in Blut-, Drüsen- und Lymphsystem ausgelöst. Spezifische Substanzen werden derart verändert, daß sie die Wirkungen des fremden Stoffes neutralisieren können. Darüber hinaus werden neue Substanzen produziert, die der Körper bereithält, um zukünftig in der Lage zu sein, auf einen ähnlichen Angriff durch fremde Stoffe schneller zu reagieren.

Andere, aber ähnliche Vorgänge finden an den Nervenenden statt. Sobald eine bestimmte Art von Reizen die Nervenenden beeinflußt, setzen diese chemische Substanzen frei, die den Nerven in der Zukunft bei ähnlichen Situationen eine raschere Reaktion ermöglichen.

Diese Beispiele erklären zwar nicht abschließend das Gedächtnis des Gewebes, wie wir es beschrieben haben. Aber sie weisen doch auf die Fähigkeit des Körpers hin, aus Erfahrungen zu lernen und komplexe Informationen auf der Zell- und Gewebeebene zu speichern.

Anzeichen für therapeutische Freisetzung

Wenn eine therapeutische Freisetzung erfolgt, dann spüren dies meistens sowohl der Therapeut als auch der Klient. Im folgenden seien die Anzeichen einiger Gewebeveränderungen genannt, die mit der therapeutischen Freisetzung in Zusammenhang stehen:

- ein *Weicherwerden* der fraglichen Region unter der Hand des Therapeuten;
- ein Freiwerden von *Wärme;*
- ein *Puls* unter der Hand oder den Fingerspitzen des Therapeuten, den er anfangs für den Herzschlag halten mag, der jedoch anders als jener Herzschlag ansteigt, einen Höhepunkt erreicht und sich dann verliert: *der therapeutische Puls;*

- ein unwillkürlicher *Wandel im Atemrhythmus* des Klienten, besonders in Form von Gähnen, tieferen Atemzügen und Seufzern;
- *unangenehme Empfindungen* wie Schmerz oder Energiewellen, die unter der Hand des Therapeuten anschwellen und sich dann auflösen;
- ein *Gefühlsausbruch* oder *blitzartig aufsteigende Erinnerungen* vor oder im Verlauf der therapeutischen Freisetzung; diese Gefühle und Erinnerungen sind mit dem vergangenen Ereignis verbunden und waren dem Bewußtsein im allgemeinen seither nicht zugänglich.

Therapeut und Klient erfahren möglicherweise unterschiedliche Aspekte der therapeutischen Freisetzung. Beispielsweise empfindet der Klient vielleicht ein Weicher- und Lockererwerden der betreffenden Stelle, während der Therapeut das Ausströmen von Hitze oder das Seufzen des Klienten wahrnimmt. Nach einer Freisetzung werden im allgemeinen Erleichterung und Lebendigkeit spürbar.

Die Reaktion auf die therapeutische Freisetzung

Wie sollte der Therapeut mit dem Klienten umgehen, der eine Freisetzung erlebt? Das ist eine wichtige Frage. Doch es gibt keine spezifischen Anweisungen für den Augenblick der therapeutischen Freisetzung. Am hilfreichsten für den Klienten ist es jedoch, wenn der Therapeut, wie bereits im vorangegangenen Kapitel erwähnt, *Respekt* und *Achtsamkeit* aufrechterhält.

Mit Achtsamkeit ist hier jene gemeint, die sowohl den Therapeuten als auch den Klienten einschließt und von Moment zu Moment erneuert wird. Lauschen Sie, beobachten Sie,

achten Sie auf alles, was der Klient in diesem Augenblick
äußern mag. Und hören Sie auf alles, beobachten und achten
Sie auf alles, was zum gleichen Zeitpunkt in Ihnen selbst passiert. Machen Sie sich insbesondere körperliches oder ge-
fühlsmäßiges Unbehagen bewußt, aber auch Erinnerungen
und Ängste, die auf Ihren eigenen Erfahrungen beruhen. Hü-
ten Sie sich vor dem Drang einzugreifen, um die Situation für
Ihren Klienten angenehmer zu gestalten. Geben Sie Ihrem
möglicherweise aufkommenden Bedürfnis, die Sitzung so
schnell wie möglich zu beenden, nicht nach.

Dies ist der richtige Moment für Sie, innere Klarheit zu
suchen und sich zu zentrieren. Halten Sie Ihre persönlichen
Einschätzungen und Erfahrungen zurück. Verbleiben Sie in
ruhiger Aufmerksamkeit, gehen Sie mit dem Klienten mit,
jedoch ohne die Richtung oder Stärke seiner Freisetzung beeinflussen zu wollen. Einfache Fragen wie »Wie geht es Ihnen jetzt?« oder Aufforderungen wie »Beschreiben Sie, was
mit Ihnen geschieht?« werden den Klienten darin unterstützen, das, was er erlebt, anzuerkennen und sprachlich auszudrücken. Die ruhige Ausgeglichenheit des Therapeuten
kann für den Klienten genauso wichtig und hilfreich sein, wie
es verständnisvolle Worte vermögen.

Manchmal verlangen Therapeuten von ihren Klienten ver-
bale Enthüllungen oder stellen Suggestivfragen, die auf ihren eigenen Erfahrungen basieren. Ein Gefühlsausbruch
kann sehr beeindruckend und für den Therapeuten insge-
heim eine befriedigende Erfahrung sein. Es gibt jedoch keinen Hinweis darauf, daß ein solcher Ausbruch wirkungsvol-
ler oder nützlicher ist als eines der oben aufgeführten
Anzeichen.

Viel mehr muß es das vorrangige Ziel des Therapeuten

sein, eine Atmosphäre von Sicherheit, Schutz und Respekt zu schaffen, in welcher der Klient ohne Ängste nach den Ursachen seiner Schmerzen oder Bewegungseinschränkungen forschen und zu einem ihm genehmen Zeitpunkt sowie an einem ihm gemäßen Ort freisetzen kann.

Die Auswirkungen der therapeutischen Freisetzung halten noch für Stunden, manchmal auch für Tage, nach der Sitzung an. Die positiven Folgen sind dann dauerhaft, wenn die Behandlung in einem organischen Prozeß erfolgt und nicht ein Abbild unserer gegenwärtigen Gesellschaft ist, in der der Wunsch nach schnellen Resultaten an erster Stelle steht.

Wird der Klient möglicherweise Dinge aufdecken, die ihn oder den Therapeuten überwältigen könnten? Die Erfahrung hat gezeigt, daß ein Therapeut, der sich selbst und dem Klienten gegenüber eine respektvolle und aufmerksame Haltung bewahrt, in dem Klienten nur eine solche Freisetzung auslöst, wie dieser sie auch verkraften kann. Vertrauen Sie dieser Erfahrung, ohne sie beeinflussen zu wollen.

Warum wir mit dem Rumpf beginnen

In der Einleitung haben wir das Körpersystem der Faszien beschrieben, jener aus Fasern und Netzen strukturierten Hüllen, die einzelne Organe, Muskeln und Muskelgruppen umschließen. Da die Faszien auf so komplizierte Weise miteinander verbunden sind, kann die Verkrampfung eines einzelnen Muskels bis zu einem gewissen Grad den ganzen Komplex in Mitleidenschaft ziehen. Die Ausrichtung des gesamten Systems auf einen geschwächten Bereich läßt sich namentlich bei Knie- oder Hüftverletzungen wahrnehmen. Da der Körper sich auf die Beeinträchtigung einstellt, wirkt sich diese nach und nach auf die Körperhaltung aus.

In der cranio-sacralen Praxis erfährt der Klient häufig eine Erleichterung oder Entspannung im Gesichts- beziehungsweise im Kieferbereich, obwohl die Freisetzung im Becken erfolgte. Manchmal lockert sich die Verkrampfung in der Lendengegend, wenn die Schädelknochen und -faszien freigesetzt werden.

Weil sich die Ausrichtungsschwächen in der Regel von unten nach oben fortsetzen – also von den unteren Extremitäten über das Gesäß, die untere Rückenpartie bis in den Nacken und in den Kopf –, ist es vernünftig, den Rumpf vor dem Kopf zu behandeln.

Die einleitende Ausbalancierung des Rumpfes bereitet der Arbeit an Nacken und Kopf eine solide funktionierende und unterstützende Plattform.

Die Diaphragmen

Im Rumpf werden wir uns vor allem auf die Bereiche konzentrieren, in denen Bindegewebe und Muskeln vorherrschen, welche die vertikale Körperachse kreuzen. Weil dort den Vorgängen im Inneren des Körpers eine flexible Beschränkung auferlegt wird, bezeichnet man diese Gewebe zusammenfassend als *Diaphragmen* oder *Scheidewände*.

Für uns entscheidend sind der *Beckenboden,* das *Zwerchfell,* die muskulöse Scheidewand zwischen Brust- und Bauchhöhle, die *obere Thoraxapertur,* wo der Rumpf auf den Hals trifft, und die *Schädelbasis,* wo der Hals in den Kopf übergeht. Neben den genannten Scheidewänden beschäftigen wir uns in diesem Kapitel auch mit dem *Zungenbein,* einem kleinen, hufeisenförmigen Knochen zwischen Unterkiefer und Kehl-

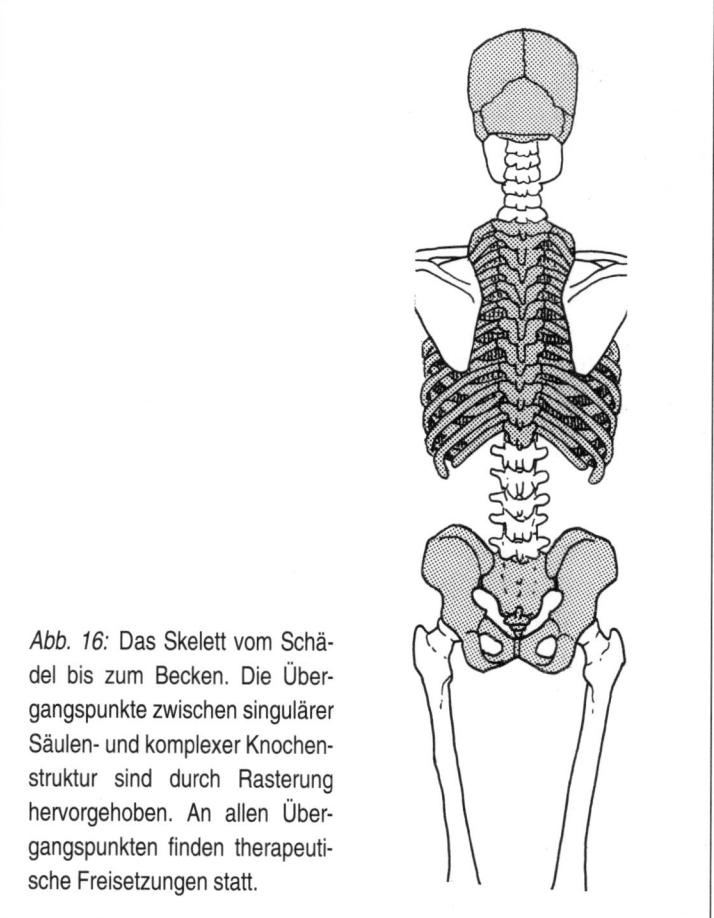

Abb. 16: Das Skelett vom Schädel bis zum Becken. Die Übergangspunkte zwischen singulärer Säulen- und komplexer Knochenstruktur sind durch Rasterung hervorgehoben. An allen Übergangspunkten finden therapeutische Freisetzungen statt.

kopf, an dem Muskeln des Mundbodens, einige Zungenmuskeln sowie Muskeln, die Luft- und Speiseröhre und die großen Schlagadern schützend umhüllen, befestigt sind.

Im Bereich aller vier Scheidewände sind wesentliche

Struktur- und Funktionsänderungen im Skelett lokalisiert. An beiden Enden des Halses sind große, komplexe Knochenstrukturen an einer schlanken Säule befestigt. Auch an beiden Enden der *Lendenwirbelsäule* sind an einem starken, aber doch einfachen Knochenpfeiler zwei komplizierte Knochengebilde angebracht. Es ist naheliegend, daß diese Übergangspunkte einzigartigen Kräften ausgesetzt sind.

Wenn wir die Details der Vorgehensweisen in diesem Kapitel beschreiben, werden wir häufig auf die Beschaffenheit der *Wirbelsäule* zurückkommen. Diese setzt sich aus drei, in ihrer Funktion und in ihrem Bau voneinander unterschiedlichen Bereichen zusammen: der schlanken *Halswirbelsäule,* der festeren *Brustwirbelsäule* und der massiveren *Lendenwirbelsäule.*

Der Hals, der den Kopf stützt, besteht von oben nach unten aus den *Halswirbeln* C-1 bis C-7. Der Brustkorb, von dessen Rippen die inneren Organe umspannt werden, ist an den *Brustwirbeln* Th-1 bis Th-12 befestigt. Und die Lendenwirbelsäule schließlich ist ein Gebilde aus den *Lendenwirbeln* L-1 bis L-5. Der letzte Lendenwirbel L-5 findet seine Fortsetzung und den Abschluß der Wirbelsäule im *Kreuzbein.*

Die Wirbel aller drei Bereiche sind ähnlich gebaut. Nach oben und unten abgeflachte ovale *Wirbelkörper,* die eine tragfähige Auflagefläche bilden, werden voneinander durch *Knorpelscheiben* (Zwischenwirbel-/Bandscheiben), die zwischen ihnen einen elastischen Puffer bilden, getrennt. Hinter jedem Wirbelkörper liegt ein Knochengebilde mit dem *Wirbelloch,* das gemeinsam mit den Wirbellöchern aller anderen Wirbelkörper einen schützenden Kanal für das *Rückenmark* bildet. Letzteres wiederum befindet sich in dem *Duralsack* – in der Einleitung wurde er bereits erwähnt –, der sich vom

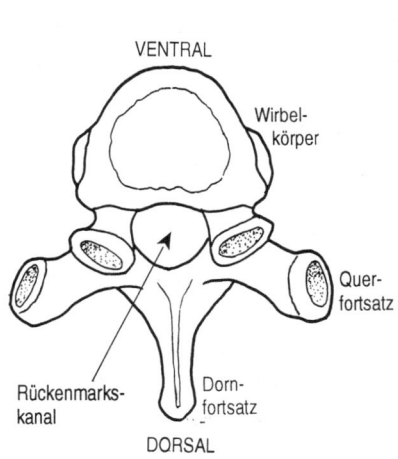

VENTRAL

Wirbel-
körper

Quer-
fortsatz

Rückenmarks-
kanal

Dorn-
fortsatz

DORSAL

Abb. 17: Der Wirbel, von oben gesehen. Der Wirbelkörper trägt das
Gewicht der ganzen Säule und ist von dem darüber- und dem darunter-
liegenden Wirbelkörper durch Zwischenwirbelscheiben getrennt. Die
beiden Querfortsätze und der eine Dornfortsatz sorgen für Bewegungsfreiheit und Stabilität, indem sie Muskeln und Bändern Angriffspunkte
bieten. Im Zentrum dieses Knochengebildes und geschützt von ihm liegt
das Wirbelloch für den Rückenmarkskanal.

Kreuzbein bis in den Schädel hinein fortsetzt und dort als
Dura mater das Gehirn umschließt.

Das Knochengebilde am hinteren Teil eines jeden Wirbels
setzt sich aus einem *Dornfortsatz* und immer zwei *Querfortsätzen* zusammen. Diese Gelenk- und Muskelfortsätze bieten, wie es ihr Name bereits andeutet, Gelenkflächen für die
Verbindung mit Rippen, Bändern und Muskeln und ermöglichen eine kontrollierte Beweglichkeit der Wirbel.

Während der Sitzungen wird Ihr Klient mit dem Gesicht nach oben auf einem Massage- oder in ähnlicher Weise gepolsterten Tisch liegen, wie wir es bereits im ersten Kapitel im Zusammenhang mit den »*Lauschstationen*« beschrieben haben. Als Therapeut sollte Ihnen ein leichtbeweglicher Stuhl oder Hocker zur Verfügung stehen, der es Ihnen erlaubt, bequem zu sitzen und Ihre Beine unter dem Tisch auszustrecken.

Halten Sie ein Kissen oder eine andere weiche Unterstützung bereit, um diese, falls notwendig, unter die Knie Ihres Klienten schieben zu können. Auch eine leichte Decke wird von Nutzen sein, da viele Klienten im Verlauf der Behandlung leicht zu frieren beginnen.

1. Der Beckengürtel

Das Becken gleicht einer Schüssel, in der die Verdauungs-, Ausscheidungs- und Sexualorgane des Unterbauchs schützend umfangen werden. Diese »Schüssel« wird aus dem linken und dem rechten *Hüftbein* und aus dem nach hinten verlagerten *Kreuz-* beziehungsweise *Steißbein* gebildet.

Das Becken wird vom *Kreuzbein* und den beiden *Beckenschaufeln* gebildet. Jedes Hüftbein setzt sich wiederum aus *Darmbein, Sitzbein* und *Schambein* zusammen, die mit ihren Körpern in der *Hüftgelenkpfanne* zusammentreffen. Auf der vertikalen Körperachse sind die beiden Schambeine in der *Schambein-* oder *Schoßfuge* (Symphyse) durch eine stoßabfedernde Knorpelscheibe miteinander verbunden.

An den seitlichen Begrenzungen des Kreuzbeins befindet sich jeweils eine größere, ohrmuschelförmige, plane Gelenkfläche zur Verbindung mit den Darmbeinen im *Kreuzbein-Darmbein-Gelenk*. Das gesamte Gewicht der Wirbelsäu-

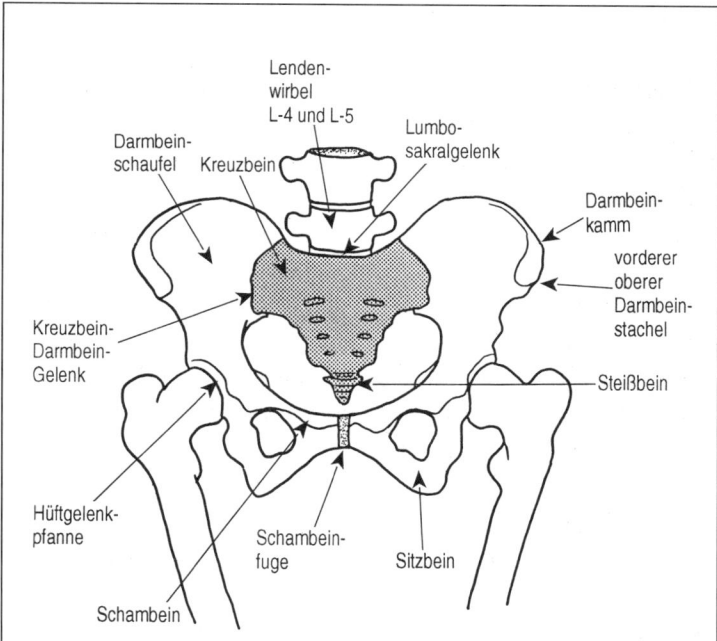

Abb. 18: Die Knochen des Beckenraums. An dem durch Rasterung hervorgehobenen Kreuzbein sind die beiden Darmbeine mit Darmbeinschaufeln, Darmbeinkämmen und vorderen oberen Darmbeinstacheln durch das Kreuzbein-Darmbein-Gelenk befestigt. Auf der Höhe der Hüftgelenkpfannen gehen die Darmbeine in die Schambeine über, die in der Schambeinfuge wieder aufeinandertreffen.

le und der mit ihr verbundenen Körperpartien wird durch dieses Gelenk auf Hüften und untere Gliedmaßen übertragen. Es ist durch kräftige Bänder gesichert und gestattet nur federnde Bewegungen.

Es wird Ihnen nicht schwerfallen, diese Merkmale an Ih-

rem eigenen Körper zu ertasten. Legen Sie Ihre Hände über
die geschwungenen Knochen Ihrer Hüften. Sie fühlen dort
den linken und rechten *Darmbeinkamm*. Führen Sie Ihre
Hände nach vorne, bis Sie an den vorstehendsten Punkt gelangen, den *vorderen oberen Darmbeinstachel*. Fahren Sie mit
den Händen nun in Richtung Ihrer vertikalen Körperachse
und dann weiter nach unten, bis Sie die oberen Kanten der
Schambeine fühlen. Ertasten Sie vorsichtig die *Schoßfuge* und
die dahinter, im Genitalbereich befindliche Knochenöffnung.

Kehren Sie zu den Darmbeinkämmen zurück, führen Sie
die Finger zur Wirbelsäule, wo das Darmbein auf die Knochen und Muskeln der *Lendenwirbelsäule* trifft. Folgen Sie
der Wirbelsäule nach unten, und erspüren Sie die unregelmä-
ßige Linie der *Kreuzbein-Darmbein-Gelenke*. Befühlen Sie das
Kreuzbein, um sich eine Vorstellung von diesem mit der Spit-
ze nach unten gekehrten Dreieck, das im *Steißbein* endet, zu
machen.

Oberhalb des Kreuzbeins befindet sich der *fünfte Lendenwirbel*. Legen Sie sich auf die Seite, damit sich die Muskulatur entspannt; ertasten Sie von neuem den Darmbeinkamm,
und folgen Sie ihm in Richtung Wirbelsäule. Beachten Sie,
daß sich zwischen dem Darmbein und den Querfortsätzen
des untersten Lendenwirbels ein Zwischenraum befindet.
Der höchste Punkt des Darmbeinkammes liegt oberhalb des
Lumbosakralgelenks. Folgen Sie mit den Fingern noch einmal
der unregelmäßigen Linie dieses Gelenks, um den Punkt zu
finden, an dem das Kreuzbein auf den fünften Lendenwirbel
stößt.

Das Spinalnervenbündel durchzieht vom Kopf her kom-
mend die Wirbellöcher aller Wirbel, wobei einzelne Nervenfasern an den Öffnungen der Wirbel zum Körperinneren hin

austreten, um dort die Organe zu versorgen. Es mündet schließlich in das Kreuzbein, wo es sich durch die Kreuzbeinlöcher in den Körper hinein verzweigt.

Am Lebensanfang eines jeden Menschen besteht das *Kreuzbein* noch aus einem Gefüge von fünf einzelnen, durch Knorpelscheiben getrennten Kreuzwirbeln, die einen Kanal für die Nervenfasern des Rückenmarks bilden und an denen die Hüftknochen befestigt sind. Während des dritten Lebensjahrzehnts verschmelzen die fünf Kreuzwirbel mit den entsprechenden Bandscheiben zum Kreuzbein.

Die Gelenke des Kreuzbeins sind kompliziert und ungewöhnlich. Auf dem *Lumbosakralgelenk* ruht das Gewicht der Wirbelsäule, des Rumpfes, Kopfes und der oberen Gliedmaßen. Um dieser Belastung standhalten zu können, ist es in der Wirbelsäule das Gelenk mit der größten Auflagefläche, reagiert aber dennoch entsprechend empfindlich auf zu großen Druck von oben oder von der Seite.

Das Ende des Kreuzbeins bildet das *Steißbein,* eine Art Miniaturkreuzbein, das sich aus drei weiteren miteinander verschmolzenen kleinen Wirbeln zusammensetzt. Es fungiert als wichtiger Befestigungspunkt für Muskeln und Bänder des *Beckenbodens.*

An allen Rändern und Vorsprüngen der genannten Knochen sind Muskeln und Bänder befestigt, die gemeinsam als Beckenboden ein *Diaphragma* bilden. Auf diesem Gewebenetz ruht der gesamte Torso. Der Beckenboden ist mit Öffnungen für die Ausscheidung und die Fortpflanzung versehen.

A. Der Beckenboden. Wäre der Rumpf an seinem unteren Ende einfach verschlossen wie ein Luftballon, dann hätten viele Streßursachen gar nicht erst die Möglichkeit, sich zu

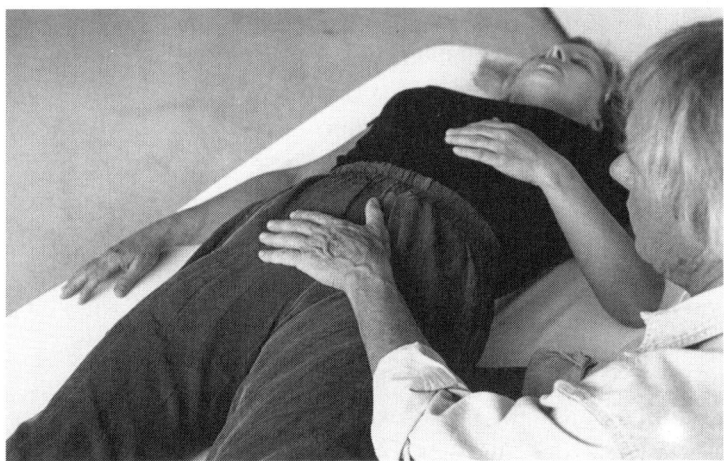

Abb. 19: Die Freisetzung des Beckenbodens. Während der Therapeut neben dem Klienten sitzt, legt er die eine Hand unter das Kreuzbein, die andere auf den Unterbauch, so daß der äußere Rand des kleinen Fingers das Schambein berührt.

entwickeln. Der Beckenboden ist jedoch mit Öffnungen für die Ausscheidung, für Geschlechtsverkehr und Geburt ausgestattet. Im Rahmen unseres sozialen Gefüges sind die Strukturen und Funktionen dieser Öffnungen mit Hoffnung und Angst, mit Lust und Scham verbunden. Wegen der außergewöhnlichen Stärke der emotionalen Erfahrungen, die sich auf diesen Bereich konzentrieren, sind die Faszien hier mit einer Energie angereichert, die Funktion, Ausrichtung und Energiefluß im gesamten Beckenraum beeinflussen.

Unser Ziel ist es, hier Spannungen aufzulösen, die in den weichen Geweben, die Strukturen und Organe umgeben und verbinden, gespeichert sind. Dies wird die Knochen von unnötigem Druck befreien, größere Beweglichkeit und Neu-

ausrichtung ermöglichen. Damit werden auch Verkramp-
fungsmuster in der Muskulatur und im Bänderapparat des
Beckenbodens aufgelöst, die in anderen Körperbereichen
energetische und funktionale Einschränkungen bewirken.

Der Beckengürtel, in dem sich durch Beine und Rumpf me-
chanischer Druck konzentriert und auf dem im besonderen
Maße soziale und emotionale Erwartungen lasten, ist kompli-
zierten Mustern des Festhaltens und Schmerzes ausgesetzt.
Dennoch ist Ihre Aufgabe verhältnismäßig einfach: Sorgen
Sie für unzudringliche, unterstützende Energie, die jede dem
Augenblick angemessene Erleichterung fördert.

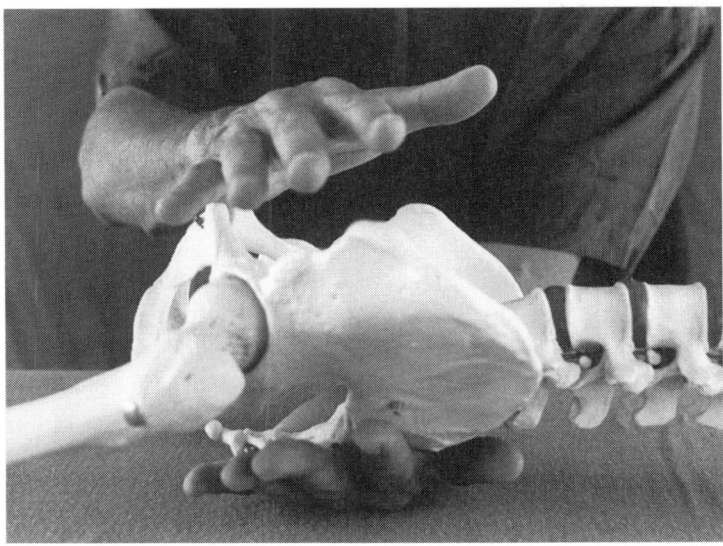

Abb. 20: Die Freisetzung des Beckenbodens wie Abb. 19, nur diesmal anhand
einer Skelettnachbildung. In der einen Hand liegt das Kreuzbein, das von den
übrigen Hüftknochen nahezu verdeckt wird. Die zweite Hand liegt zwischen den
beiden Darmbeinschaufeln am Rande des Schambeins über dem Unterbauch.

Setzen Sie sich auf Hüfthöhe neben Ihren Klienten. Legen Sie die Hand, die dem Kopf des Klienten am nächsten ist, mit dessen Unterstützung unter sein Kreuzbein. Vielleicht fällt es Ihnen leichter, Ihr eigenes Kreuzbein und das Ihres Klienten zunächst im Stehen zu ertasten. Finden Sie schon in dieser Position heraus, wie sich Ihre Hand am dichtesten an den Knochen anschmiegen kann, so daß es sowohl für Sie als auch für Ihren Klienten angenehm ist.

Legen Sie Ihre andere Hand, die den Füßen des Klienten näher ist, auf seinen Unterleib. Schieben Sie sie vorsichtig nach kaudal, bis Ihre Handkante das Schambein berührt. Üben Sie leichten und gleichmäßigen Druck aus – ähnlich, wie Sie es bereits bei den »Lauschstationen« getan haben.

Machen Sie sich bewußt, was Sie zwischen Ihren Händen fühlen; in Ihrem eigenen Körper, in Ihren Armen. Entspannen Sie Ihre Arme und Schultern. Atmen Sie mit Leichtigkeit. Erhalten Sie sich Ihre innere Achtsamkeit aufrecht, richten Sie sich auf Ihren Klienten aus und auf das, was Sie zwischen Ihren Händen fühlen.

Vielleicht spüren Sie Verkrampfung, Entspanntheit, Wärme, Energiefluß oder Härte. Mit der einen Ihrer Hände könnten Sie die Anzeichen einer therapeutischen Freisetzung ertasten.

Im Laufe der ersten Erfahrungen mit dieser Arbeit sollten Sie nicht versuchen, irgend etwas zu erzwingen. Bleiben Sie offen und wach; bewahren Sie sich eine Einstellung, die Entdeckungen fördert. Verharren Sie in dieser Position für einige Zeit, bis Sie den Eindruck haben, daß sich eine Verbindung hergestellt, eine Bewegung oder eine therapeutische Freisetzung ereignet hat. Dann lösen Sie sanft die Berührung Ihrer Hände mit dem Körper Ihres Klienten auf.

Mit wachsender Erfahrung wird es Ihnen immer besser gelingen, intuitiv die richtige Dauer jeder Berührung zu bestimmen.

B. Das Lumbosakralgelenk. Zielsetzung ist die Auflösung
einer eventuellen Quetschung oder Stauchung zwischen
dem Kreuzbein und dem fünften Lendenwirbel. Hier liegt die
Ursache einer verbreiteten Quelle von Unbehagen und einer
Bewegungseinschränkung der unteren Rückenpartien, obwohl nur leichter Druck ausgeübt wird, vermag die Arbeit an
diesem Körperbereich dem Klienten erstaunliche Erleichterung und den Eindruck von Streckung zu verschaffen.

Sie sitzen mit Blick auf den Beckengürtel Ihres Klienten
und stützen den einen Ihrer Unterarme, der den Füßen Ihres
Klienten näher ist, auf der Tischplatte ab, so daß Sie mit der
Handfläche nach oben bequem sein Kreuzbein umfassen
können. Es gibt zwei Möglichkeiten, diesen Griff auszuführen. Die erste verlangt einen relativ langen Arm und könnte
sich auf den Klienten beruhigend auswirken, ermöglicht jedoch die direkteste Übertragung der für die Freisetzung nötigen Energie des Therapeuten. Die zweite Möglichkeit ist
für einen kleineren Therapeuten einfacher auszuführen und
mag vielen Klienten weniger zudringlich erscheinen.

Bei der ersten Möglichkeit bitten Sie den Klienten, das von
Ihnen abgewandt liegende Bein anzuziehen, einzustemmen
und so das Gesäß leicht anzuheben, damit Sie mit Ihrem Arm
zwischen die Beine des Klienten fahren und Ihre Hand unter
das Kreuzbein schieben können. Richten Sie sich beide auf
die Position ein, bis Sie sie bequem halten können.

Bei der zweiten Möglichkeit schieben Sie ein Kissen unter
die Knie Ihres Klienten. Dadurch werden auch die Ober-

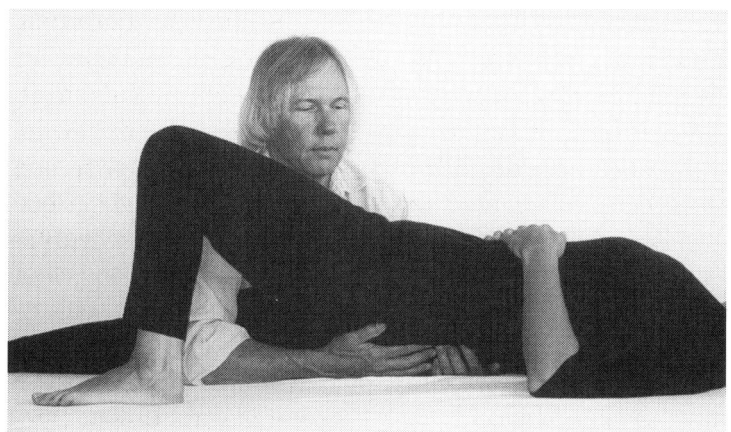

Abb. 21: Die Freisetzung des Lumbosakralgelenks. Die eine Hand des Therapeuten, der an der Seite des Klienten sitzt, befindet sich – zwischen den Beinen
hindurchgeschoben – unter dem Kreuzbein. Die Finger der anderen Hand stabilisieren die letzten drei Lendenwirbel. Um die Plazierung der Hände zu erleichtern, stellt der Klient vorübergehend das eine freie Bein auf.

schenkel angehoben, so daß der Therapeut seinen Arm unter
dem ihm am nächsten gelegenen Bein hindurchschieben
und seine Hand unter dem Kreuzbein plazieren kann. Die
Positionierung der Hand ist fast die gleiche, wie zuvor bei der
ersten Möglichkeit beschrieben. Der Klient unterstützt Sie,
indem er im entscheidenden Moment seine Hüfte leicht von
Ihnen fortrollt. Jetzt gilt es für Sie beide, eine bequeme Haltung einzunehmen, um sich der gegenseitigen Berührung
intensiv widmen zu können.

Sie sind jetzt in der Lage, die Bewegung des Kreuzbeins zu
erfühlen, das dem cranio-sacralen Rhythmus folgt. Sie befinden sich in einer Haltung, die Sie durch den sanften Druck
Ihrer Hand um einer Steigerung des Rhythmus befähigt.

Probieren Sie beide Möglichkeiten aus, um herauszufinden, wie sich jede von ihnen anfühlt und auf welche Weise sie Ihre Arbeit unterstützt. Wenn Ihnen eine von beiden mehr behagt, dann wird es Zeit, daß Sie Ihre zweite Hand richtig einsetzen.

Sie möchten entweder mit den Fingerspitzen oder den Knöcheln der dem Kopf des Klienten näheren Hand die letzten Lendenwirbel, vor allem den fünften und vierten, berühren. Machen Sie sich mit Ihrer nun freien anderen Hand ein Bild davon, wie weit nach oben der vordere obere Darmbeinstachel hervortritt. Der obere Rand des Kreuzbeins befindet sich ein wenig unterhalb der durch den vorderen oberen Darmbeinstachel markierten Horizontalebene in der Mitte des Rückens. Indem Sie die Darmbeinstachel als Orientierungspunkt benutzen, fahren Sie mit Ihrer freien Hand unter den Klienten und ertasten dort die Dornfortsätze der Lendenwirbelsäule. Das Kreuzbein besitzt keine Dornfortsätze.

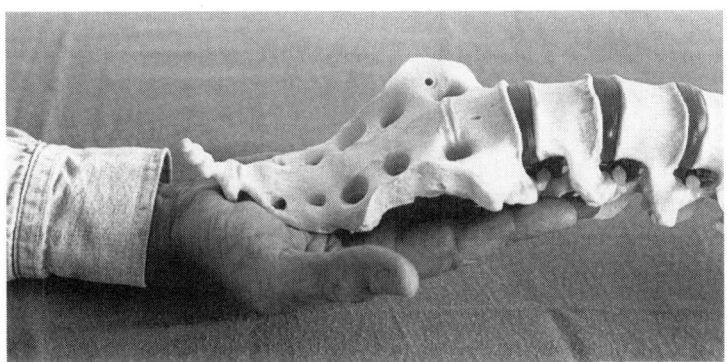

Abb. 22: Die Freisetzung des Lumbosakralgelenks wie Abb. 21, nur diesmal mittels einer Skelettnachbildung, an der die Hüftknochen entfernt wurden. Indem die Hand von kaudal unter das Kreuzbein faßt, kann der cranio-sacrale Rhythmus deutlicher gespürt und unterstützt werden.

Erinnern Sie sich daran, wie Sie diesen Bereich zuvor an
sich selbst erspürt haben. Tasten Sie mit Ihren Fingern die
Fläche des Kreuzbeins, auf dessen linker und rechter Seite
Sie auf die ungleichmäßigen Linien der Kreuzbein-Dornbein-
Gelenke und auf flache Muskulatur stoßen würden, nach
oben entlang, bis Sie an den Übergang zum fünften Lendenwirbel gelangen.

Wenn Sie ein Gefühl für den Ort entwickelt haben, an dem
der Lendenwirbel L-5 auf das oberste Segment des Kreuzbeins S-1 trifft, dann stabilisieren Sie den unteren Bereich
der Lendenwirbelsäule mit den Fingern oder Fingerknö-
cheln der anderen Hand. Dies geschieht, indem Sie eine klare, bewußte Verbindung mit den Dornfortsätzen durch das
Haut- und Muskelgewebe hindurch eingehen. Normalerweise ist eine solche Verbindung für die im folgenden beschriebene Prozedur ausreichend.

Beobachten Sie den Cranio-Sacral-Rhythmus am Kreuzbein, wie er in einer Welle nach unten fließt, das Steißbein
leicht ins Innere des Körpers drückt, losläßt und wieder nach
oben strömt. Beschleunigen Sie diesen Puls bewußt, vor allem seinen Fluß nach unten in den Beckengürtel. Während
sich Ihre Hand auf den Rhythmus einstellt, sorgen Sie ab-
sichtlich für seine Beschleunigung nach unten und registrieren aufmerksam, was zwischen Ihrer Hand und dem Kreuzbein geschieht.

Sollte sich das Gefühl einstellen, daß Sie das zuvor Beschriebene beherrschen, so richten Sie nun Ihre Aufmerksamkeit auf das Kreuzbein-Darmbein-Gelenk. Bewegt sich
der fünfte Lendenwirbel in vollkommener Übereinstimmung
mit dem Kreuzbein, oder spüren Sie eine gewisse Flexibilität
zwischen beiden? Diese Flexibilität streben wir an.

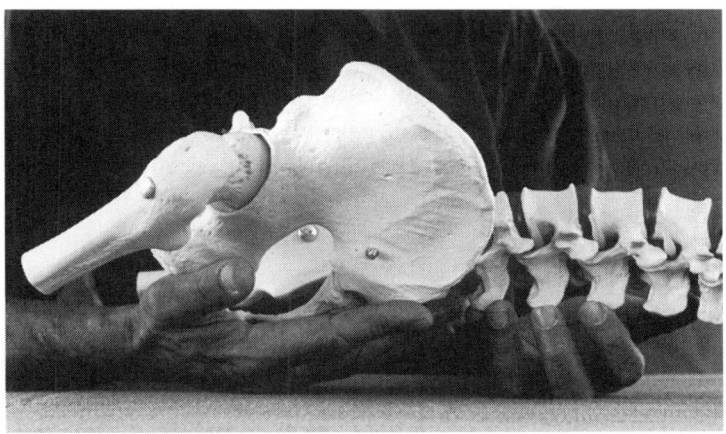

Abb. 23: Die Freisetzung des Lumbosakralgelenks mittels einer Skelettnachbildung. Die eine Hand birgt hier das Kreuzbein, während die Finger der anderen den dritten, vierten und fünften Lendenwirbel abstützen.

Während Sie sich weiter auf den Rhythmus konzentrieren, bedeuten Sie Ihrer Hand, die Lendenwirbelsäule zu stabilisieren. Das kann eine leichte Vergrößerung des Drucks, eine Intensivierung der Berührung erforderlich machen. Verharren Sie für einige Zyklen des Cranio-Sacral-Rhythmus, den Sie auf seinem Weg nach unten beschleunigen, in dieser Haltung.

Möglicherweise werden Ihnen die weiter vorne geschilderten Anzeichen einer therapeutischen Freisetzung auffallen. Vielleicht wird dadurch der cranio-sacrale Rhythmus kurz unterbrochen. Bleiben Sie einfach in Ihrer Position, bis er zurückkehrt.

Mitunter beobachten Sie eine Freisetzung oder einen Energiepuls, jedoch scheint Ihnen das Kreuzbein-Darmbein-Gelenk danach genauso unflexibel wie zuvor zu sein. Belassen Sie es zunächst dabei. Einen Anfang haben Sie schon gemacht. Bereits die nächste Behandlung vermag vielleicht diesen übermäßig bewegungseingeschränkten Bereich zu lockern.

C. Das Kreuzbein-Darmbein-Gelenk. Ein Geflecht von dichten, fibrösen Bindegeweben verbindet das Kreuzbein mit dem Darmbein. Des weiteren sind die Hüftknochen durch starke Muskeln mit den unteren Wirbeln verbunden. Herrscht im unteren Rückenbereich nun eine spürbare Versteifung vor, so kann dieser Muskel- und Bänderkomplex das Kreuzbein-Darmbein-Gelenk fest zusammenhalten.

Folglich sollte man bestrebt sein, die Flexibilität und die Beweglichkeit innerhalb dieser Befestigungs- und Gelenkgruppe wiederherzustellen.

Indem Sie wie zuvor neben dem Klienten sitzen, liegt Ihre eine Hand unter seinem Kreuzbein. Legen Sie Ihren anderen Arm über sein Becken; auf den Bereich zwischen Schambein und Nabel. Nehmen Sie die leicht hervorstehenden vorderen oberen Darmbeinstacheln wahr, die Sie auf der Ihnen näheren Seite mit dem Ellbogen und auf der entfernten mit den Fingern ertasten können. Stellen Sie genau dort auf beiden Seiten eine Verbindung her, indem Sie Ihren Unterarm über den Bauch Ihres Klienten ausstrecken. Ist Ihnen die Haltung so angenehm? Sollte das nicht der Fall sein, dann verändern Sie Ihre Position.

Richten Sie Ihre Aufmerksamkeit auf den Cranio-Sacral-Rhythmus, während sich die vorderen oberen Darmbeinstacheln leicht nach oben und zur Seite hin ausdehnen und dann wieder zurückfallen. Ziehen Sie in Harmonie mit dem craniosacralen Rhythmus oder einer anderen von Ihnen wahrge-

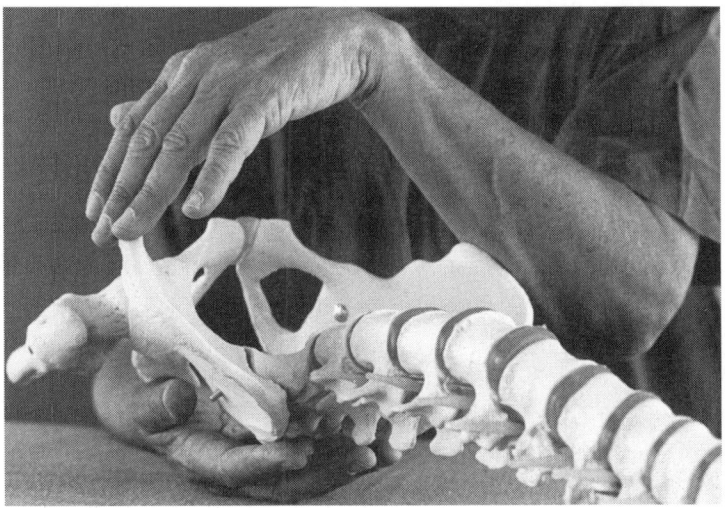

Abb. 24: Die Freisetzung des Kreuzbein-Darmbein-Gelenks anhand einer Skelettnachbildung mit Blickrichtung von kranial auf den Beckengürtel. Die eine Hand umfaßt das Kreuzbein, wie schon bei der Freisetzung des Lumbosakralgelenks geschehen. Der zweite Arm berührt beide vorderen oberen Darmbeinstacheln. Fingerspitzen und Ellbogen können in dieser Haltung einen leichten Druck ausüben, der die beiden Darmbeinschaufeln nach medial verschiebt und so das Kreuzbein-Darmbein-Gelenk entspannt.

nommenen Energie vorsichtig die beiden vorderen oberen Darmbeinstacheln mittels Fingerspitzen und Ellbogen zueinander. Sie nutzen sie damit als Hebel, welche die Kreuzbein-Darmbein-Gelenke am Rücken Ihres Klienten dehnen und wieder entspannen.

Gehen Sie, Ihre Aufmerksamkeit und Energie einbringend, mit der Bewegung, die Sie wahrnehmen, mit, auch wenn sie zunächst in die falsche Richtung zu fließen scheint. Achten Sie auf eine sich eventuell ergebende therapeutische Freiset-

zung im Bereich des Kreuzbeins. Das Resultat Ihrer Bemühungen kann eine Lockerung des Kreuzbeinumfelds sein,
das die Kreuzbein-Darmbein-Gelenke mit einschließt.

Sobald Sie der Meinung sind, eine freiere und leichtere Bewegung in den vorderen oberen Darmbeinstacheln festzu-
stellen, haben Sie Ihre Aufgabe erfüllt. Lösen Sie sich behut-
sam von Ihrem Klienten, und bereiten sich darauf vor, weiter
oben an seinem Rumpf fortzufahren.

2. Das Zwerchfell

Oberhalb des Beckengürtels gilt nun die Aufmerksamkeit
der Verbindung zwischen dem ersten Lendenwirbel (L-1)
und dem letzten Brustwirbel (Th-12). Jedes der zwölf Rip-
penpaare ist an einem der zwölf Lendenwirbel befestigt. Von
dort ausgehend treffen sie in der Mitte der Brust wieder aufeinander und bilden als Brustkorb eine stabile und Schutz
bietende Struktur, die aufgrund ihrer Flexibilität zugleich
aber auch die Bewegungen der Organe in ihrem Inneren zuläßt.

Der Brustraum wird nach unten, zum Magen hin, durch
das zähe, elastische Muskelgewebe des Zwerchfells abgeschlossen. Direkt über ihm befinden sich die Lungenflügel.
Darunter liegen der Magen, die Leber, der Dick- und der
Dünndarm sowie das Sonnengeflecht beziehungsweise der
Solarplexus: ein großes Netzwerk aus Nerven, welche die
Organe im Bauchraum versorgen. Das Zwerchfell ist mit besonderen Öffnungen versehen: dem Speiseröhrenschlitz für
die Nahrungszufuhr in den Magen und dem Aortenschlitz,
durch den hindurch die vom Herzen ausgehende große Kör-
perschlagader, die Aorta, zum unteren Körper verläuft.

Das Zwerchfell ist am untersten Rippenpaar befestigt und

wölbt sich im entspannten Zustand in einer steilen Glocken-
form nach kranial. Während des Einatmens ziehen sich seine
Muskeln nach kaudal, auf die Bauchhöhle hin, zusammen
und flachen die Kuppelgestalt ab. Die Brusthöhle erfährt damit eine Erweiterung, der die Lungen Folge leisten, indem
sie sich mit Luft füllen. Zugleich erfolgt eine Komprimierung
der Eingeweide. Der Bauch wölbt sich, diesem Druck aus-
weichend, nach außen. Der bei jedem Atemzyklus entste-
hende innere Druck sorgt dafür, daß venöses Blut und
Lymphflüssigkeit in den oberen Körperbereich zurückgeso-
gen werden.

Neben den bereits erwähnten Organen finden sich in der
Bauchhöhle auch die Milz und die Nieren. Der gesamte Bereich oberhalb und unterhalb des Zwerchfells beherbergt also eine Vielzahl wichtiger Organe und ist darüber hinaus ein
Knotenpunkt für Körperenergien.

Mit dem Zwerchfell hat der Mensch im Laufe der Zeit sowohl Stärke als auch Verletzlichkeit, Mut und Feigheit in
Verbindung gebracht: Entweder einer kann einen Schlag in
den Magen wegstecken, oder sein Magen krampft sich vor
Furcht zusammen.

Angst und Beklemmung werden oft in diesem Körperbereich als ein Zusammenziehen des Magens oder als Atemlo-
sigkeit lokalisiert. Das Gesellschaftsideal verlangt von uns,
daß wir den Bauch einziehen und die Brust vorwölben, auch
wenn wir dann nicht entspannt atmen können. Angst auslö-
sende und beklemmende Erfahrungen, vor allem in sozialem
Zusammenhang, führen mitunter zu Überreaktionen des Magens, wiederkehrenden Bauchschmerzen, Atembeschwer-
den und der Angewohnheit, in Streßsituationen den Atem
anzuhalten.

Beeinträchtigungen der Muskulatur und der Organe im Bereich des Zwerchfells wirken sich auch negativ auf das Gelenk zwischen dem letzten Brust- und dem ersten Lendenwirbel aus, wo die ausgedehnte Knochenstruktur der Brust auf den ungeschützten und nur von der Wirbelsäule gestützten Bauchraum trifft.

Um diese Körperzone an sich selbst zu ertasten, legen Sie Ihre Hände auf Ihr unterstes Rippenpaar, so daß sich Ihre Fingerspitzen in der Mitte der Brust treffen. Folgen Sie mit Ihren Fingern den Rippen, und drücken Sie dabei vorsichtig in den weichen Bauch darunter. Erfassen Sie so die Grenze zwischen Brust und Bauch. Wie tief können Sie, ohne daß es Ihnen weh tut, mit den Fingern in den Magen drücken? Versuchen Sie sanft unter dem letzten Rippenbogen hindurch in den Brustraum zu pressen. Auf der rechten Seite spüren Sie dort mit den Fingerspitzen vielleicht Ihre Leber.

Untersuchen Sie, wie unterschiedlich sich die Rippen und der Bauchraum anfühlen. Was spüren Sie, wenn Sie genau in der Mitte unter den Rippen auf das Sonnengeflecht drücken?

Nun führen Sie Ihre Hände an die Seiten und zum Rücken, dem Rippenbogen bis zur Wirbelsäule folgend. Tasten Sie Ihr Rückgrat und die vorstehenden Dorn- und Querfortsätze ab. Achten Sie auf die Ausrichtung vom letzten Brust- und ersten Lendenwirbel sowie auf das dort möglicherweise auftretende Gefühl von Spannung. Dies ist der Bereich, den Sie in der folgenden Anwendung mit einer Hand unterstützen werden.

Hier sollen eventuell vorhandene Blockaden aufgelöst werden, die Fluß und Funktionalität dieser Region beeinträchtigen. Insbesondere das Th-12-/L-1-Gelenk bedarf im allgemeinen der Druckverminderung und der neuen und besseren Ausrichtung.

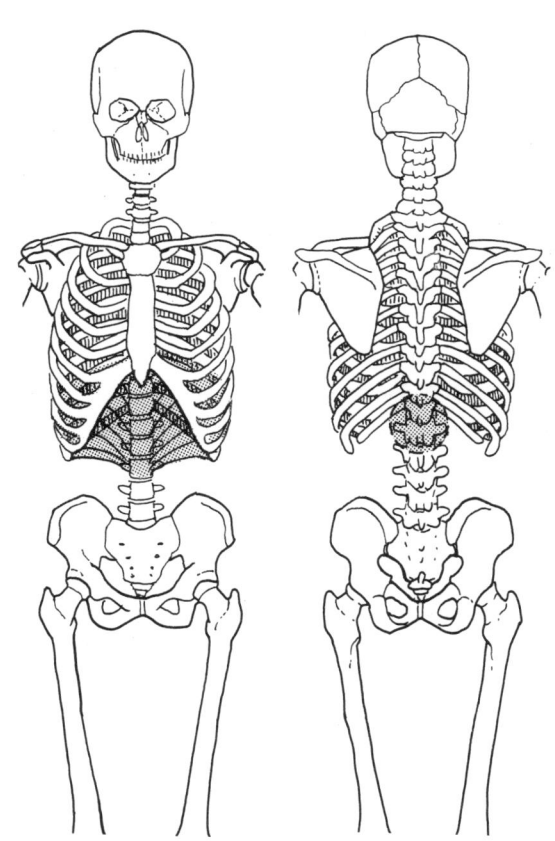

Abb. 25: Die Freisetzung des Zwerchfells. Links ist das Zwerchfell in seiner Befestigung an das unterste Rippenpaar und die oberen Lendenwirbel durch Rasterung hervorgehoben. Die Hand, deren Fingerspitzen auf dem untersten Rippenpaar liegen, befindet sich über der gerasterten Fläche. Die rechte Abbildung zeigt in Rückenansicht das Skelett, in dem durch Rasterung das Th-12-/L-1-Gelenk hervorgehoben ist.

Setzen Sie sich vor Ihren Klienten auf die Höhe seines Zwerchfells. Ihre Beine strecken Sie unter den Tisch aus. Legen Sie jene Hand, die sich näher am Kopf des Klienten befindet, unter seinen Rücken, so daß sie das Th-12-/L-1-Gelenk umfaßt. Verändern Sie Ihre Position so lange, bis sie für Sie beide angenehm ist.

Ihre andere Hand legen Sie mit ausgebreiteten Fingern auf den Oberbauch Ihres Klienten. Die Fingerspitzen berühren dabei den untersten Rippenbogen, während der größte Teil Ihrer Handfläche unter den Rippen auf dem Magen ruht. Ihren Unterarm dürfen Sie dabei leicht auf dem Unterleib Ihres Klienten abstützen. Wenn Sie es für erforderlich halten, sollten Sie ihn ermuntern, normal weiterzuatmen.

Sie konzentrieren Ihre gesamte Aufmerksamkeit auf das, was unter und zwischen Ihren Händen liegt. Achten Sie auf jede noch so subtile Bewegung, die Ihre Hände beim Versuch, sich der Körperkontur Ihres Klienten anzupassen, vollführen. Vielleicht bemerken Sie, daß Ihre Hände zur Seite, jedoch in entgegengesetzter Richtung, streben oder aber leicht kreisende Bewegungen machen. Dies ist ein Bestandteil des Entspannungsprozesses, der zur Auflösung der Blockaden innerhalb des Gewebes führen soll. Bleiben Sie mit Ihrer ganzen Energie und Aufmerksamkeit in der Bewegung. Es ist nicht erforderlich, ihr eine bestimmte Richtung oder einen Rhythmus aufzuzwingen. Am meisten werden Sie durch Bewußtheit und Achtsamkeit erreichen, während der Körper unter Ihren Händen damit experimentiert, die eingeprägten Beschränkungen der Vergangenheit aufzulösen. Nach und nach werden Sie feststellen, daß die Rückenmuskulatur sich entspannt, oder Sie spüren eine therapeutische Freisetzung. Vielleicht möchten Sie nun noch einen Moment

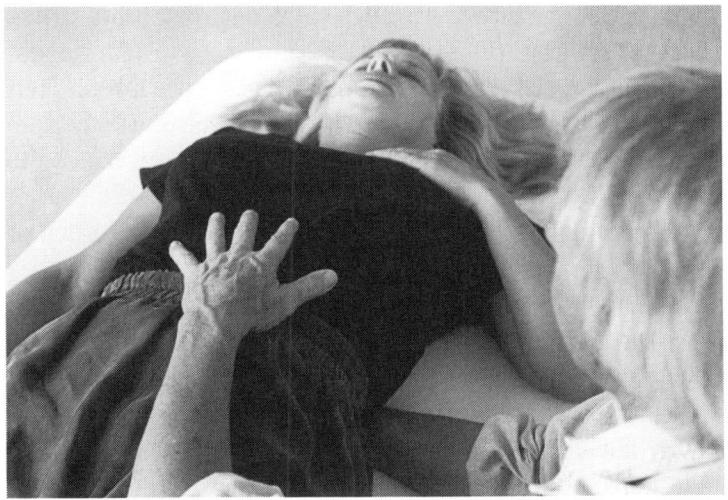

Abb. 26: Die Freisetzung des Zwerchfells. Eine Hand befindet sich unter dem Körper des Klienten auf dem Th-12-/L-1-Gelenk. Die andere liegt auf dem Oberbauch; ihre Fingerspitzen sind auf dem untersten Rippenbogen plaziert.

länger in dieser Haltung verweilen, um das neue Gefühl von Offenheit und Ausgeglichenheit auszukosten, das sich zwischen Ihren Händen im Körper Ihres Klienten ausgebreitet hat. Dann lösen Sie vorsichtig die Berührung und stellen Ihren Stuhl ans obere Ende des Tisches.

3. Die obere Thoraxapertur

Am oberen Ende des Rumpfes zieht der Schultergürtel unsere Aufmerksamkeit auf sich. Zwei schlanke Knochen, das linke und das rechte Schlüsselbein, markieren an beiden Seiten die Stelle, wo die Brust in die Schultern übergeht. Die Schlüsselbeine sind in der Mitte, unterhalb des Halses befestigt und verlaufen lateral zu den Schultern hin. Gemeinsam mit den

Schulterblättern bilden sie einen Ring, der vorne vom Brustbein und hinten durch Muskeln geschlossen wird. An diesem
sogenannten Schultergürtel sind die oberen Extremitäten
befestigt. Um ihr Funktionieren zu gewährleisten, ist der gesamte Bereich mit einer Vielzahl von Gelenken, Muskeln,
Bändern, Nerven und Blutgefäßen ausgestattet, die es den
Armen ermöglicht, in Harmonie mit dem übrigen Körper zu
arbeiten.

Aufs engste verbunden mit diesem faszinierenden Komplex sind die sieben Wirbel (C-1 bis C-7), die kranial des
ersten Brustwirbels Th-1 die Halswirbelsäule formen. Muskeln, die für die Beweglichkeit und Stabilität des Halses und
Kopfes zuständig sind, gehen in solche über, die das gleiche
an Schultern und Oberarmen ermöglichen. Diese Muskeln
spannen sich von den Halswirbeln zu den Schulterblättern
und zu den dorsal-kranialen Rippen, von den Schlüsselbeinen
zum Nacken und zur Schädelbasis, von der Wirbelsäule und
den Rippen zu den Schulterblättern und Oberarmen.

In der Körperstruktur des Menschen sorgt die große Zahl
von Muskeln, die an Nacken, Kopf, Schultern und Rippen
befestigt sind, für Stabilität, Beweglichkeit und Schutz. Dennoch ist der Schultergürtel aufgrund der Größe und des Ge-
wichtes des Kopfes, der aus übereinander aufgetürmten Wirbeln bestehenden, kompliziert gebauten Säule, auf welcher
der Kopf gelagert ist, und der unterschiedlichen Formen ki-
netischer Einwirkungen, denen ein aktiver Mensch ausgesetzt ist, ein verletzlicher Körperabschnitt. Die große Menge
von Muskeln und Bändern, die eine solche Vielzahl von Aufgaben zu bewältigen haben, läßt nahezu unbegrenzt viele
Möglichkeiten zu, wie und wo sich Traumata im Gewebe fest-
setzen können. Dies ist besonders deutlich in der therapeuti-

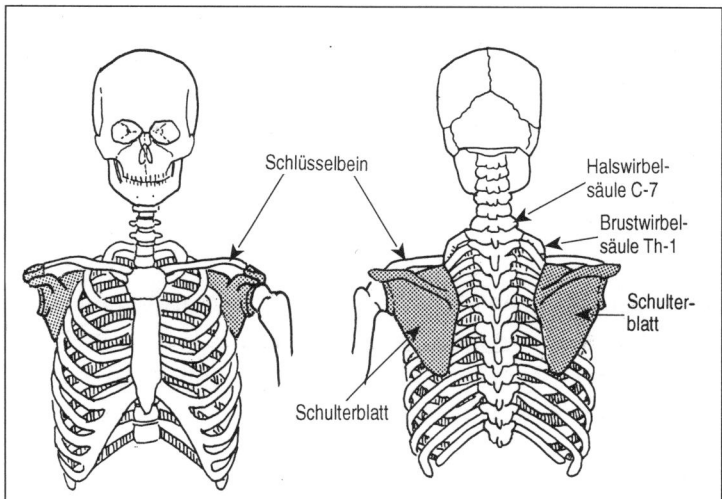

Abb. 27: Die Freisetzung der oberen Thoraxapertur. Die schlanke Säule aus sieben Halswirbeln trifft auf die solidere Struktur der Brustwirbelsäule. Die Schulterblätter, an denen sich die Gelenkpfannen für die Arme befinden, sind durch die Schlüsselbeine an den Brustkorb befestigt.

schen Praxis wahrzunehmen, wo sich die Auswirkungen von Beweglichkeitseinschränkungen der Schultern oder des oberen Brustkorbs auf Nacken, Kiefer und Gesicht zeigen.

Sie arbeiten mit dem oberen Abschluß des Rumpfes – um genauer zu sein: mit dem vom obersten Rippenpaar umschlossenen Halsansatz und seinen Öffnungen zu Hals und Kopf. Diese Körperregion könnte man mit der Hauptleitung eines Kommunikationssystems vergleichen, welche direkt zum Kommunikationszentrum hin- oder von ihm fortführt. Damit das System ordnungsgemäß funktionieren kann, müssen die Leitungen für Kommunikation und Energiefluß, für

Nahrung und Reparatur nach beiden Richtungen hin offen sein.

Für das Individuum liegt hier das Zentrum seines persönlichen Ausdrucks. Die Stimme entspringt der Luftröhre und den Sprachorganen im Hals. Durch Gesten, die wir mit Schultern, Armen und Händen vollführen, manifestieren wir einen Großteil unserer Identität, Persönlichkeit, Liebe und Arbeit.

Die Erfahrungen zahlreicher Therapeuten erlauben den Schluß, daß die entscheidenden Bestandteile unseres individuellen Ausdrucks nicht etwa aus dem rationellen Verstand, sondern aus dem gesamten Körper und dem Herzen im besonderen fließen. Daher verlangt die Reinigung dieses »Ausdruckkanals« oftmals die besondere Aufmerksamkeit des Therapeuten für das Herz und die Schultern genauso wie auch für den Hals und die Schädelbasis.

Die Anstauung von traumatischen emotionalen Erfahrungen im oberen Brustkorb und in den Schultern kann nicht nur die körperliche, sondern auch die sprachliche Beweglichkeit beeinträchtigen.

Damit Sie ein Gefühl für diese Körperregion erhalten, sollten Sie zunächst mit einer Hand die Konturen Ihres oberen Brustkorbs palpieren. Achten Sie darauf, auf welche Weise die nach oben gewölbten Rippen in das Brustbein übergehen und wie sich der Rippenzwischenraum anfühlt. Folgen Sie mit Ihrer Hand der Krümmung des Schlüsselbeins, bis Sie auf die Schulter treffen. Versuchen Sie die Schulter mit dem Schlüsselbein nach oben und unten, vor und zurück zu bewegen. Achten Sie darauf, wie weit sich Schlüsselbein und Schulter von dem durch die Rippen definierten Rumpf fortbewegen können.

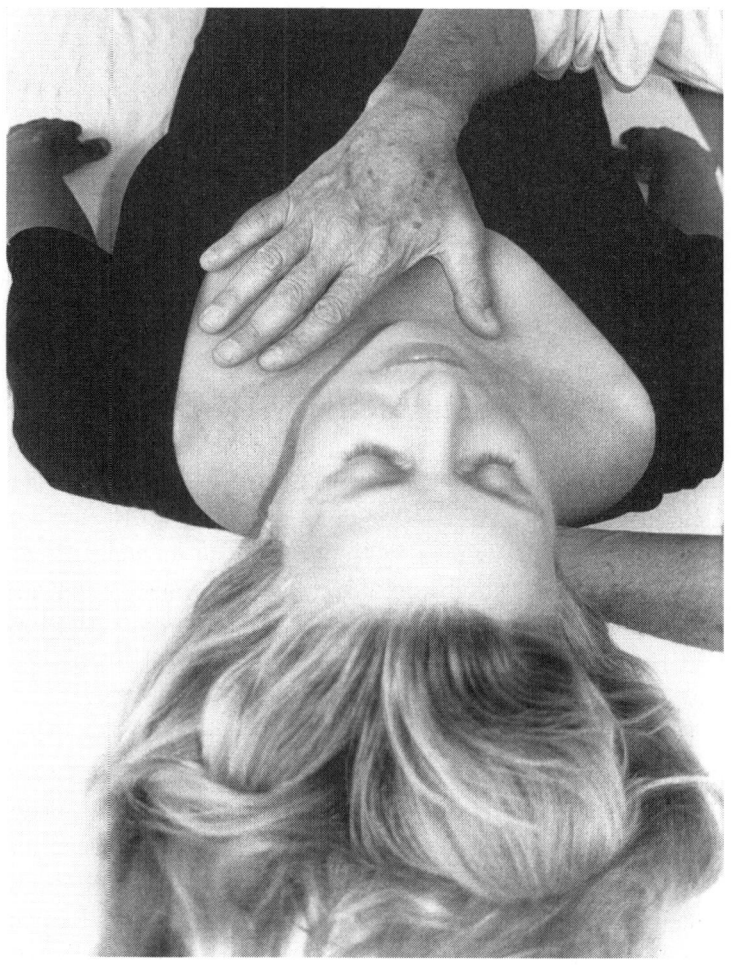

Abb. 28: Die Freisetzung der oberen Thoraxapertur. Eine Hand befindet sich unter dem Nackenbereich auf dem Th-1-/C-7-Gelenk und unterstützt dort die Wirbelsäule. Die andere Hand liegt auf der Brust, wobei Daumen und Zeigefinger die Verbindung mit je einem Schlüsselbein herstellen.

Fahren Sie mit den Fingerspitzen dem inneren Rand des Schulterblatts nach. Beobachten Sie, wie sich dieses über die dorsalen Rippen hinweg verschiebt, wenn Sie die Schulter kreisen oder nach ventral fallen lassen.

Schließlich legen Sie Ihre Hand so auf Ihren oberen Brustkorb, daß der Daumen auf dem einen und der Zeigefinger auf dem anderen Schlüsselbein ruht. Machen Sie sich die Konturen unter Ihrer Hand bewußt. Spüren Sie den Energiefluß, der zwischen Ihrer Hand und Ihrem Oberkörper einsetzt. Dieser Handposition werden Sie sich auch bei der folgenden Anwendung bedienen.

Setzen Sie sich, noch an der Längsseite des Tisches, auf die Höhe des Halses Ihres Klienten. Schieben Sie diejenige Hand, die dem Kopf des Klienten näher ist, so unter seinen Nacken, daß die Handfläche unter dem Th-1-/C-7-Gelenk zu liegen kommt. Möglicherweise spüren Sie jetzt die Bewegungen in der Wirbelsäule, wie auch jene der den Bereich umgebenden Muskulatur und die inneren Ränder der Schulterblätter. Plazieren Sie Ihre Finger so, wie es für Sie am bequemsten ist.

Legen Sie Ihre andere Hand so auf den Oberkörper Ihres Klienten, wie wir es zuvor schon für die Selbstpalpation beschrieben haben: mit dem Daumen über dem einen und dem Zeigefinger über dem anderen Schlüsselbein.

Konzentrieren Sie sich voll auf die Fingerspitzen und Handflächen beider Hände. Sie werden feststellen, daß Sie mit weniger Anspannung arbeiten können, wenn Sie den oberen Unterarm auf dem Oberkörper Ihres Klienten ruhen lassen. Sprechen Sie sich mit Ihrem Klienten ab, und experimentieren Sie so lange, bis Ihre Haltung für Sie beide wirklich angenehm ist.

Folgen Sie den in diesem Kapitel bereits ausführlich gegebenen Anweisungen zur Herbeiführung einer therapeutischen Freisetzung. Harmonisieren Sie Ihre Bewegungen mit denen des Gewebes Ihres Klienten; variieren Sie Druck und Positionierung Ihrer Hände, wenn Sie merken, daß dies erforderlich ist.

Wenn Sie dazu ausreichend Zeit haben und ein entsprechendes Bedürfnis verspüren, dann verschieben Sie Ihre Hände zu einer oder auch nacheinander zu beiden Schultern, wo Sie vielleicht ebenfalls eine Entspannung oder eine therapeutische Freisetzung wahrnehmen werden. Am oberen Brustkorb gibt es viele Bereiche, die für Verkrampfungen und Beeinträchtigungen durch Energieblockaden anfällig sind und damit die Bewegungsfreiheit und den Fluß durch die obere Thoraxapertur verhindern.

4. Das Zungenbein und die Stimme

Es gibt einen einzigen Knochen im Skelett des Menschen, der nicht direkt mit anderen Knochen in Verbindung steht: das hufeisenförmige Zungenbein. Es liegt im Bereich der Zungenbasis zwischen Kinn und Kehlkopf. Das Zungenbein ist unten durch Muskeln an den Knorpeln der Luftröhre oder Trachea und am Brustbein befestigt. Oben und seitlich entspringen an ihm die Muskeln des Mundbodens. Damit wirkt das Zungenbein entscheidend mit beim Kauen, Schlucken und Sprechen.

Um das Zungenbein an sich selbst zu palpieren, führen Sie eine Hand an den Hals: mit dem Daumen auf der einen und den übrigen Fingern auf der anderen Seite der Luftröhre. Tasten Sie sich über die Knorpelringe der Trachea nach oben bis zum Kehlkopf beziehungsweise Schildknorpel oder

Adamsapfel. Erspüren Sie den oberen Rand dieses Knorpels, und folgen Sie ihm, bis Sie in der Tiefe das Zungenbein ertasten können. Beim Schlucken gleitet sowohl der Schildknorpel als auch das Zungenbein zunächst nach kranial und fällt dann wieder nach kaudal zurück. Beim Sprechen vibrieren beide, aber nur das Zungenbein bewegt sich.

Wenn Sie unterhalb des Kiefers die Finger ein wenig tiefer links und rechts neben der Luftröhre in den Hals drücken, dann können Sie dort den Puls der Halsschlagadern und der Drosselvenen spüren. Es ist wichtig, sich von ihnen fernzuhalten, um die normale Blutzufuhr in das Gehirn nicht zu beeinträchtigen.

Die Bedeutung des Gesichts und insbesondere des Mundes im Zusammenhang mit Ausdruck, Kommunikation und Nahrungsaufnahme erklärt, warum der Mund und die ihn umgebenden Gesichts- und Halspartien so leicht Traumata und Schmerz, aber auch Liebe und Fürsorge speichern und widerspiegeln.

Es gilt nun, diese Einprogrammierungen von Traumata und Blockierungen in den Muskeln und Muskelhäuten beziehungsweise Faszien, die am Zungenbein innerhalb des Halses ansetzen, aufzulösen. Zu Beginn soll einer jener Kanäle geöffnet werden, durch die wir uns mitteilen und Fürsorge geben wie empfangen. Physiologisch betrachtet unterstützen Sie somit die Freisetzung der Halsgewebe. Als erstes werden Sie sich mit den Muskeln und Faszien des Nackens beschäftigen.

Wie zuvor am oberen Ende der Längsseite des Behandlungstisches sitzend, schieben Sie jene Hand, die sich näher am Kopf des Klienten befindet, unter seinen Nacken. Die Position Ihrer Hand ist diesmal mehr kranial als bei der vori-

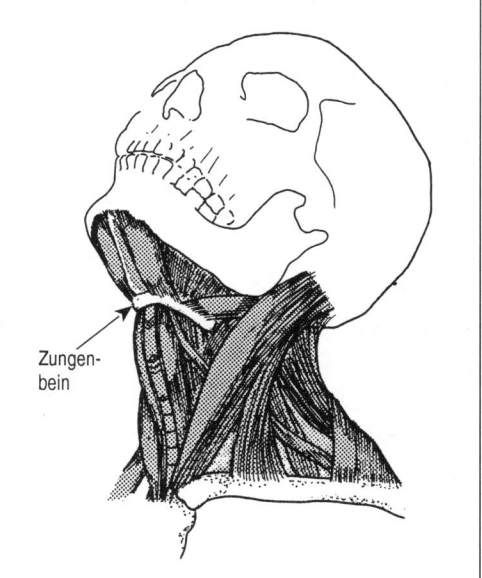

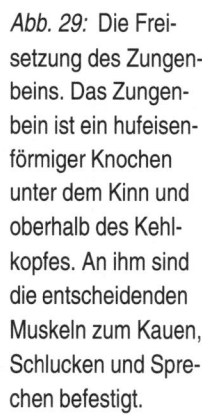

Abb. 29: Die Frei-
setzung des Zungen-
beins. Das Zungen-
bein ist ein hufeisen-
förmiger Knochen
unter dem Kinn und
oberhalb des Kehl-
kopfes. An ihm sind
die entscheidenden
Muskeln zum Kauen,
Schlucken und Spre-
chen befestigt.

Zungen-
bein

gen Anwendung; Ihre Hand bedeckt den gesamten Nackenbereich, also nahezu alle sieben Wirbel der Halswirbelsäule.

Mit dem Daumen und dem Zeigefinger der anderen Hand
stellen Sie eine Verbindung her zum Zungenbein Ihres Klienten. Ihre Finger liegen leicht oberhalb des Schildknorpels,
aber noch unterhalb des Kiefers. Lassen Sie Ihre Finger in
das Gewebe einsinken. Gemeint ist ein mehr *passives Zulas-
sen* als eine *aktive Druckausübung,* da ersteres mehr Erfolg
verspricht. Wenn Sie einen Augenblick Geduld haben, dann
wird das Gewebe Ihres Klienten Ihre Finger einlassen.

Sollten Sie den Puls der Halsschlagader spüren, so verschieben Sie Ihre Finger leicht, bis sie nicht mehr direkt auf
die Schlagader drücken. Sobald Ihr Klient spricht oder

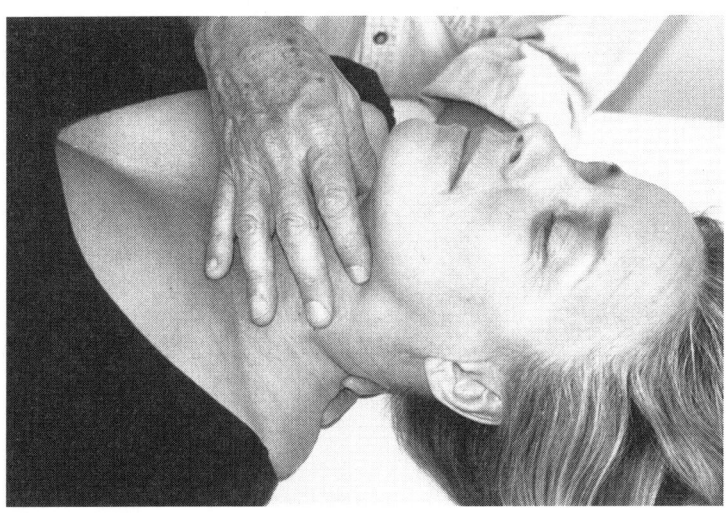

Abb. 30: Die Freisetzung des Zungenbeins. Eine Hand unterstützt den Nacken, indem sie unter allen sieben Halswirbeln liegt. Daumen und Zeigefinger der anderen umschließen in einem lockeren Griff das Zungenbein, kranial vom hervorstehenden Knorpelgewebe des Adamsapfels.

schluckt, werden Sie die Bewegung beziehungsweise Vibration des Zungenbeins und der an ihm befestigten Muskeln unter Ihren Fingerspitzen fühlen. Diese Anwendung wird Ihnen leichter fallen, wenn Sie Ihr Handgelenk locker auf dem Brustbein Ihres Klienten aufliegen lassen.

Sobald Sie das Gefühl haben, eine brauchbare und für Sie wie auch für Ihren Klienten angenehme Verbindung zu seinem Zungenbein geschaffen zu haben, zentrieren Sie sich und richten Ihre Aufmerksamkeit auf die Bewegung und Energie, die Sie zwischen Ihren Fingern und Händen wahrnehmen. Folgen Sie dem Rhythmus, und unterstützen Sie ihn mit sanftem Druck.

Achten Sie auf Ihre eigenen Empfindungen. Wie würden Sie sich fühlen, wenn jemand Ihren Hals derart im Griff hätte? Und was empfinden Sie dabei, den Hals Ihres Klienten auf diese Weise zu umfassen? Ist Ihre Atmung entspannt? Sind Ihre Schultern locker? Was ist Ihnen im Zusammenhang mit der Atmung und Muskelanspannung Ihres Klienten aufgefallen?

Stellen Sie sich auf die Anzeichen der therapeutischen Freisetzung, wie wir sie zu Anfang des Kapitels beschrieben haben, ein – vor allem auf eine mögliche Hitzefreisetzung im Nackenbereich. Sie kann als hilfreiche Vorbereitung auf die Spannungsfreisetzung des Nackenbereichs und für die spätere Arbeit am Kopf des Klienten dienen.

5. Die Schädelbasis

Alle aufeinanderfolgenden, aber auch weiter voneinander entfernt liegenden Wirbel der Wirbelsäule sind über Muskeln verbunden. Andere Muskeln kreuzen von den medialen Dornfortsätzen zu den lateralen Querfortsätzen der über oder unter ihnen befindlichen Wirbel. Diese Anordnung der Muskulatur sorgt für Stabilität und gestattet drehende und beugende Bewegungen über die ganze Länge der Wirbelsäule. Eine ähnliche Aufgabe haben auch die größeren Muskelgruppen links und rechts vom Rückgrat. Sie alle reichen über den Rücken bis hin zum Nacken und sind auf die eine oder andere Art an der Schädelbasis befestigt. Zusätzlich existieren Muskelverbindungen, die sich, von den Halswirbeln und der Schädelbasis ausgehend, bis zu den dorsal gelegenen Rippen und den Schultern erstrecken.

Das Hinterhaupt, also die Schädel- oder Hirnbasis, wird über der Halswirbelsäule mit Hilfe von Gelenkfacetten, zwei aufeinanderliegenden flachen Knochenoberflächen, in Position gehalten. Diese Gelenke sind so ausgerichtet, daß das große Hinterhauptsloch direkt oberhalb des Rückenmarkskanals liegt, den die Wirbel gemeinsam bilden. Die zuvor beschriebene Muskulatur sorgt dafür, daß der Schädel sicher am Ende der Wirbelsäule befestigt ist und dennoch die Möglichkeit für eine Reihe komplexer Bewegungsabläufe hat.

Wenn auch nur einer der Muskeln oder Faszien im Kopf- und Nackenbereich chronisch angespannt ist, so kann dadurch die Ausrichtung der Wirbel gestört werden – eine Ursache sowohl von Schmerzen als auch eingeschränkter Bewegungsfreiheit. Besonders gravierend macht sich dies bemerkbar, wenn die Ausrichtung zwischen Schädel und erstem Halswirbel, dem Atlas, nicht im Gleichgewicht ist. Das Hinterhauptsloch liegt dann nicht mehr exakt über dem Wirbelloch, beide Öffnungen sind also gegeneinander verschoben und zwängen oder klemmen den Duralsack ein.

Um diesen Bereich an sich selbst abzutasten, legen Sie die Finger Ihrer einen Hand auf die Dornfortsätze der Halswirbelsäule. Machen Sie sich die Funktion der Wirbel bewußt, indem Sie den Kopf nach links und rechts, nach oben und unten bewegen.

Dann umschließen Sie Ihren Hals mit einer oder mit beiden Händen und »erfassen« so, wenn Sie den Kopf bewegen, die Arbeit der Muskulatur.

Schließlich legen Sie die Finger beider Hände auf die Erhöhungen an Ihrem Hinterkopf. Tasten Sie ihn, mit den Zeigefingern voran, ab, bis Sie an der Schädelbasis auf die Stelle stoßen, an der die Nackenmuskulatur am Schädel befestigt ist. Machen Sie sich ein Bild davon, wie es sich anfühlt, wenn diese Muskelstränge angespannt oder entspannt sind. Ver-

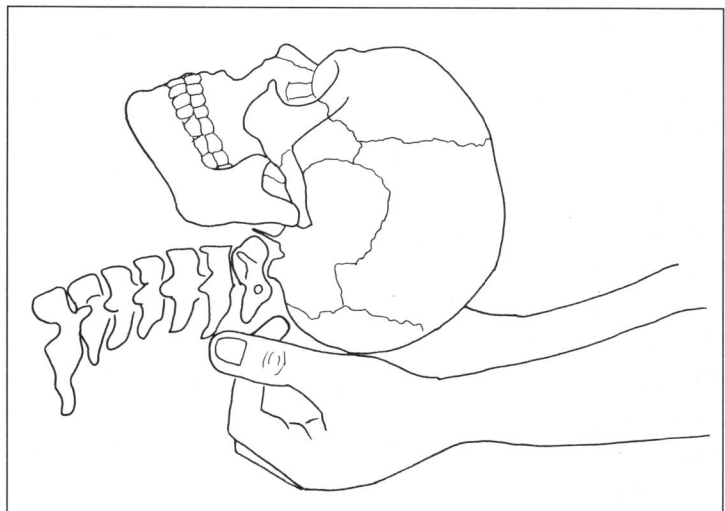

Abb. 31: Die Freisetzung der Schädelbasis. Die Positionierung der Hände und Fingerspitzen erfolgt möglichst dicht am Gelenk zwischen Atlas und Hinterhauptsbein.

suchen Sie durch die Muskeln hindurch den Punkt zu ertasten, wo der Schädelknochen auf den Atlas stößt. Was Sie als Höcker direkt hinter den Ohren wahrnehmen, sind die Warzenfortsätze der Schläfenbeine. Nicht weit von dieser Stelle sind die Schläfenbeine durch Suturae, Schädelnähte, mit dem Hinterhauptsbein verbunden. Bei der therapeutischen Freisetzung der Hirnbasis werden sich Ihre Finger am unteren Rand des Schädels entlangtasten, bis sie zur Nackenmuskulatur gelangen.

Mittels Freisetzung der Muskeln und Faszien dieses Bereichs soll nun erreicht werden, daß der Schädel freier und lockerer auf dem ersten Halswirbel liegt. Im Verlauf der Frei-

setzung werden häufig bedeutende Blockaden und Bewegungseinschränkungen in den Geweben des oberen Rük-
kens und des Nackens aufgelöst, die der Therapeut als ent-
weichende Hitze oder als Puls wahrnimmt. Dem Klienten
verschafft diese Arbeit eine tiefe Entspannung des Nackens.

Stellen Sie Ihren Stuhl an die Stirnseite des Behandlungstisches, so daß der Klient mit dem Kopf voran in seiner ganzen Länge vor Ihnen liegt. Achten Sie darauf, daß sich Ihre
Knie und Füße entspannt unter dem Tisch strecken; Ihre Unterarme können Sie auf der Tischkante abstützen. Vielleicht
müssen Sie dazu Ihren Klienten bitten, auf dem Tisch ein
wenig nach unten zu rücken, damit Sie in dieser Position Ihre
Hände unter seinen Kopf schieben und dennoch Ihre Unterarme aufstützen können. Wahrscheinlich werden Sie beque-
mer sitzen, wenn Ihr Stuhl etwas niedriger gestellt ist als bei
der vorangegangenen Anwendung.

Legen Sie Ihre Hände mit den Handflächen nach oben neben den Kopf Ihres Klienten. Schieben Sie beide langsam
unter sein Hinterhaupt, bis Sie dieses ganz und bequem umschließen. Nun tasten Sie mit Ihren Fingerspitzen nach den
Ansätzen, wo die Nackenmuskulatur am Schädel befestigt
ist. Dabei heben Sie den Kopf Ihres Klienten mit den Handballen leicht an.

Legen Sie die drei mittleren Finger jeder Hand nebenein-
ander an den linken und rechten Nackenmuskelansatz, und
machen Sie sie in Richtung Kopfmitte ein wenig steif, um
etwas Druck ausüben zu können.

Dann senken Sie, sanft und vorsichtig, den Kopf des Klienten mittels der Handballen ab. So können Sie mit Ihren Fingerspitzen durch die Muskulatur hindurch bis zu der Stelle
vordringen, wo das Hinterhauptsbein auf den Atlas trifft.

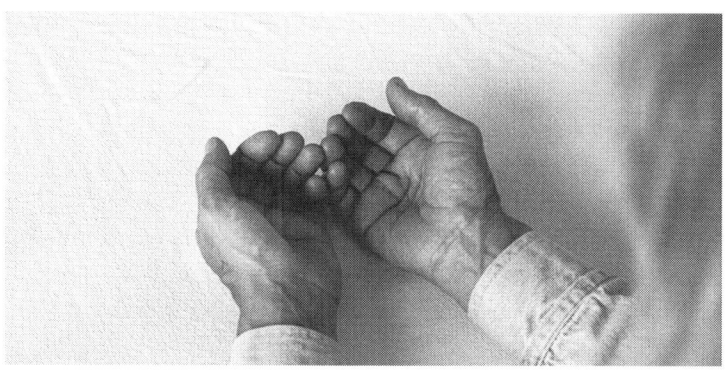

Abb. 32 und 33: Die Freisetzung der Schädelbasis, Handhaltung und Hand-
positionierung am Kopf des Klienten. Die mittleren zwei oder drei Fingerspitzen
jeder Hand liegen an der Schädelbasis an und drücken dabei in die Nackenmuskulatur. Werden nun Muskulatur und Faszien weicher, so passen sich die Finger
in einem neuen Druckwinkel an. Den Druck üben jedoch nicht die Finger auf den
Kopf aus, sondern dies tut umgekehrt der Kopf auf die Finger. Das Gewicht des
Kopfes wiederum wird von den Handballen und -gelenken des Therapeuten
getragen, der so den Druck auf die Fingerspitzen regulieren kann.

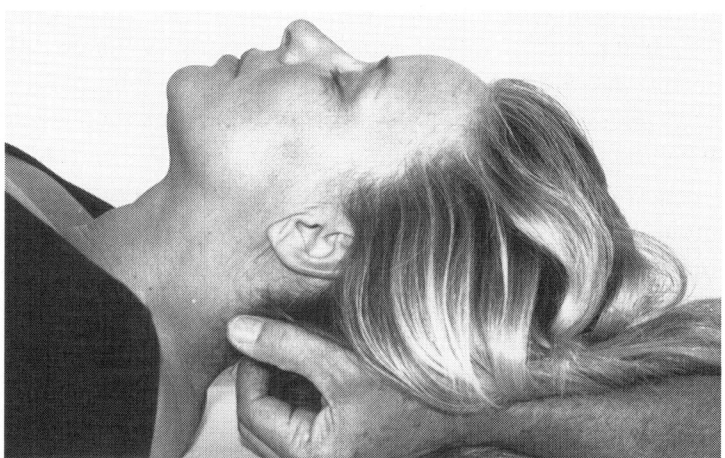

Vielleicht werden Sie feststellen, daß die Nackenmuskeln
nicht auf beiden Seiten gleich stark angespannt sind. Möglicherweise durchlaufen sie auch Zyklen von An- und Entspannung. Es könnte von Nutzen sein, dies und das Ziel Ihrer
Arbeit – die Lockerung der Muskulatur und damit gleichfalls
der Wirbelgelenke – Ihrem Klienten zu beschreiben.

Oft werden Sie bei dieser Anwendung eine bemerkenswer-
te Hitze und ein Gefühl von Intensität an Ihren Fingerspitzen
spüren. Sie können Ihre Position leicht verlagern, um bequem zu sitzen und um die Effektivität der Berührung Ihrer
Fingerspitzen zu steigern. Dabei werden Ihre Handballen einen Teil des Gewichts vom Kopf Ihres Klienten zu tragen
haben.

Achten Sie darauf, daß Ihre Fingerspitzen auch weiterhin
leicht in Richtung Kopfmitte abgewinkelt bleiben, damit sie
tatsächlich am Hinterhauptansatz Ihres Klienten anliegen,
während seine Nackenmuskulatur entspannt ist. Der notwen-
dige Druck auf den Hinterhauptansatz entsteht mehr durch
das Gewicht des Kopfes Ihres Klienten als durch Ihre Finger;
Sie üben sich in Geduld, beobachten, sind eins mit dem Prozeß, so daß Sie ihn eher unterstützen als herbeiführen.

Wenn Sie spüren, daß die Muskulatur weicher wird und
Ihre Finger tiefer sinken, dann visualisieren Sie Ihre Hände
in einer nach außen kreisenden Bewegung, in der die Beto-
nung auf dem Abstreichen zur Seite hin liegt. Die Nackenmuskulatur wird so von der Wirbelsäule fort zu den Seiten
hin verteilt. Auch wenn er hier nicht ganz passend erscheint,
benutze ich deshalb den Begriff »visualisieren«, um zu unter-
streichen, wie entscheidend es ist, daß Sie den beschriebenen Vorgang eher geschehen lassen und begleiten, der Bewegung des Gewebes mehr folgen als es schieben.

Sobald Sie den Eindruck haben, daß diese Freisetzung abgeschlossen ist, entspannen Sie Ihre Finger und ziehen Ihre Hände zu sich heran, so daß Sie jetzt den Hinterkopf Ihres Klienten umfassen, während Ihre Fingerspitzen noch immer, nun aber locker, an seinem Hinterhauptansatz liegen.

Der Duralsack. Stellen Sie sich den Duralsack vor, wie er das Hinterhauptsloch passiert und dann den gesamten Rückenmarkskanal von der Halswirbelsäule über die Brust- bis in die Lendenwirbelsäule und das Kreuzbein hinein auskleidet.

Machen Sie sich den Cranio-Sacral-Rhythmus bewußt, der den Hinterkopf erst nach kaudal, also von Ihnen fortzuziehen scheint und dann wieder losläßt. Verstärken Sie diesen Rhythmus durch Ihre eigene Energie und Berührung. Was nehmen Sie in dem Duralsack wahr? Im Bereich der ersten Halswirbel? Weiter unten an der Wirbelsäule? Haben Sie oder hat Ihr Klient den Eindruck, daß sich seine Wirbelsäule streckt? Warten Sie, bis Sie meinen, der Prozeß sei abgeschlossen, oder bis Sie dem Drang, sich zu bewegen, nachgeben müssen. Dann lösen Sie sich vorsichtig und lassen den Kopf Ihres Klienten los.

Sie sind jetzt bereit, sich an die – im folgenden Kapitel beschriebene – Freisetzung der Schädelpartie Ihres Klienten zu wagen und damit eine vollständige cranio-sacrale Sitzung zum Abschluß zu bringen. Vielleicht haben Sie das Bedürfnis, sich zu bewegen und zu strecken, bevor Sie weitermachen.

3 Den Schädel freisetzen

Dieses Kapitel befaßt sich mit dem zweiten und abschließenden Teil einer cranio-sacral-therapeutischen Sitzung. Die therapeutischen Freisetzungen im Schädelbereich werden deshalb speziell abgehandelt, um auf ihre besonderen Eigenschaften hinzuweisen. Bewußtheit und Respekt, deren Bedeutung bereits im vorangegangenen Kapitel betont wurde, sind hier von noch größerer Wichtigkeit. Bis hierher standen bei jeder Freisetzung recht große Regionen von Körpergewebe und -strukturen im Mittelpunkt. Der Kopf aber ist deshalb einzigartig, weil er eine Menge sehr viel kleinerer der Freisetzung bedürftiger Bereiche aufweist.

Bei der Arbeit am Kopf verdienen ganz bestimmte Stellen und Verbindungen Beachtung. Nacheinander wird die Freisetzung einer Reihe von nebeneinanderliegenden Knochen und Bindegeweben erfolgen. Dabei gilt die Aufmerksamkeit insbesondere den *Faszien* und vor allem der harten Hirnhaut, der *Dura mater,* die aus unterschiedlichen Richtungen angesprochen werden.

Obwohl sich das Interesse in diesem Kapitel auf einen so genau begrenzten Abschnitt, eben den Kopf, richtet, ist sein Einfluß auf den übrigen Körper dennoch enorm. Während der therapeutischen Freisetzung des Rumpfes bemerken Klienten oft Veränderungen und die Auflösung von Spannungen an den Kiefern, aber auch im übrigen Gesicht. Selbst

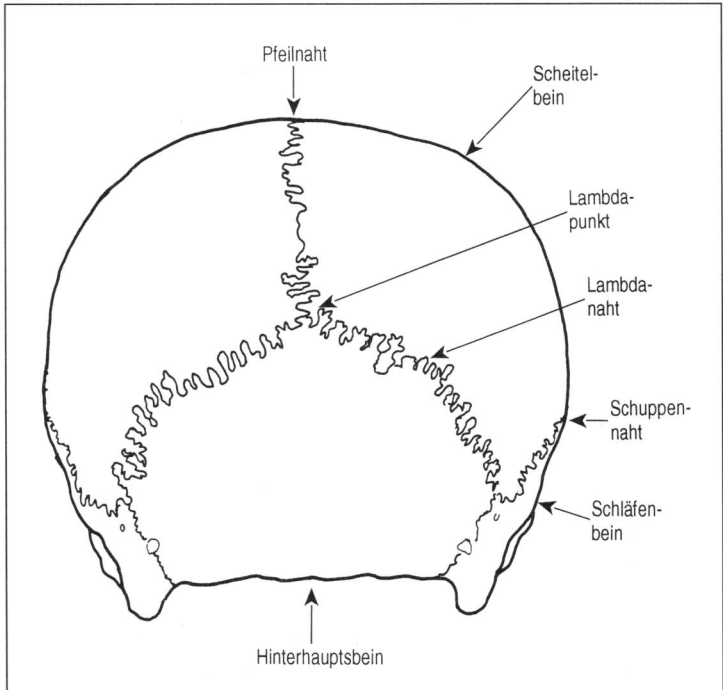

Abb. 34: Die von dorsal gesehenen Suturae des Schädels. Die unregelmäßig sich schlängelnden Schädelnähte sorgen für eine sichere und doch lebendige Verbindung zwischen den Schädelknochen. Hier trifft die Pfeilnaht am Lambdapunkt auf die Lambdanaht. Am linken und rechten Rand ist noch jeweils ein Stück der Schuppennaht sichtbar.

wenn das Zentrum der Schwierigkeiten oder Beschwerden im Beckengürtel liegt, werden Verbindungen zum Oberkörper und zum Kopf deutlich.

Bei den hochspezialisierten Freisetzungen im Umfeld der *Schädelhöhle* berichten Klienten oft von freigesetzter oder gewandelter Energie in den Schultern, der Brust, im Magen und im Becken.

Die Freisetzung des Schädels vervollständigt und integriert die Arbeit, die mit den »*Lauschstationen*« und den *Diaphragmen* begonnen hatte. Die Beschäftigung mit dem Körper kann nicht abgeschlossen werden, bevor nicht auch der Kopf behandelt wurde. Andererseits wäre aber die Neuausrichtung der Schädelknochen ohne die Beachtung der wichtigen Aussagen über den Zustand der Dura mater im übrigen Körper ebenfalls nicht komplett.

Indem Sie und Ihr Klient den Anweisungen dieses und des vorangegangenen Kapitels folgen, erleben Sie beide die Wirklichkeit des Körpers als einheitliches, physisch vernetztes Wesen. Und Sie beide werden, jeder aus seiner Perspektive, die Effektivität der cranio-sacralen Praxis als eine vervollständigende Therapie erfahren.

Wenn mit der Zeit Ihre Erfahrung und Ihr Vertrauen zunehmen, dann werden Sie auch lernen, Ihr Herangehen an die Methode zu variieren. Darauf wird noch einmal im abschließenden Kapitel dieses Buches unter dem Stichwort »Intuitive Diagnose« die Rede sein. Jetzt sei Ihnen zunächst einmal empfohlen, dem folgenden Text Schritt für Schritt zu folgen.

Ein anatomischer Überblick

Das Knochengerüst des Kopfes ist ein wahres Meisterwerk an Integration und Funktionalität. Mehr als 20 verschiedene Knochen werden durch spezialisierte Gelenke, die *Suturae* oder *Schädelnähte,* zusammengehalten. Die Suturae verbin-

den, indem sie wie Finger in sie hineingreifen, zwei benach-
barte Knochenränder miteinander. Schmale Bindegewebs-
platten, durchzogen mit Blutgefäßen und Nervenenden, füt-
tern die Suturae und sorgen für Flexibilität und ein gewisses
Maß an Spiel zwischen den *Schädelknochen*. Die Suturae-
struktur ist ein biegsamer, reaktionsfähiger und interaktiver
Komplex von Unterstrukturen. Sie hat die Fähigkeit, auf ein
Druckungleichgewicht zwischen Innen und Außen zu reagieren und sich Streßeinwirkungen anzupassen.

Die großen gewölbten Knochen des Schädels, ausgeschla-
gen mit der Dura mater, zwischen deren Schichten sich die
abfedernd wirkende *zerebrospinale Flüssigkeit* befindet, bieten eine schützende und nährende Umgebung für die emp-
findliche Masse von Nervengeweben, die das Gehirn bilden.
Dabei verbindet die Dura mater die einzelnen Schädelknochen miteinander durch eine zähe, aber elastische Membran.

Tatsächlich scheint es eher so, als sei zunächst eine elastische Kapsel geformt worden, auf deren klebriger Oberfläche
dann die Schädelknochen befestigt wurden. Die Schädelknochen stehen also nicht nur untereinander in Verbindung,
sondern auch mit der Dura mater, in die eingebettet sie lagern. Reaktionsfähigkeit wird demnach sowohl vom weicheren Bindegewebe der Suturae zwischen den Knochen als
auch vom zähen, elastischen Gewebe der Dura mater, mit
welcher der gesamte Schädelinnenraum »verkleidet« ist, ge-
währleistet.

Andererseits vermag die Dura mater jedoch ebenso Reaktionsfähigkeit herabzusetzen. Da sie ein Bindegewebe beziehungsweise eine Faszie ist, können in ihr erlebte Traumata
und Streß eingelagert sein und somit ihren Reaktionsspiel-
raum einschränken, um in ähnlichen Situationen eine schnel-

lere und damit vor weiterer Verletzung schützende Reaktionszeit zu ermöglichen.

Rufen Sie sich noch einmal das Bild ins Gedächtnis zurück, dem zufolge die Schädelknochen auf der Oberfläche der Dura mater eingebettet sind wie auf einem Ballon. Stellen Sie sich nun vor, daß kalte Luft den Ballon zum Schrumpfen bringt. Indem er sein Volumen reduziert, zwingt er auch die Schädelknochen, an ihren Nähten näher zusammenzurücken.

Das ist eine der Möglichkeiten, wie man das Aufeinandereinwirken von Schädelknochen, Suturae und Dura mater begreifen kann. Eine Einschränkung an einer Stelle im Inneren der Schädelhöhle wird oft zu asymmetrischen Bewegungen von eng miteinander verbundenen Strukturen führen. Andere Knochen werden sich dieser veränderten Bewegung und Energie anpassen. Auf diese Weise kann sich eine Einschränkung an einer Stelle der Dura mater im ganzen Schädelraum bis in die Wirbelsäule hinein bemerkbar machen.

Daher gilt im Rahmen der Arbeit an den Schädelknochen vor allem der Dura mater volles Interesse. Achtsamkeit und Aktivität unterstützen die Wiederbelebung und Flexibilität der Knochenplattenränder und lösen die Blockaden in der Dura mater auf, welche die Knochen so starr aneinandergeheftet haben. Die einzelnen Schädel- und Gesichtsknochen werden zu Griffen, mit denen sich die Dura mater bewegen läßt und so therapeutische Freisetzungen ausgelöst werden können.

Zielsetzung ist also die Auflösung von Bewegungseinschränkungen der Knochen und Faszien im Schädelbereich. Darüber hinaus verdient auch der *Unterkiefer* Aufmerksamkeit. Er wirkt wie ein langer Hebel, der an den Seiten des

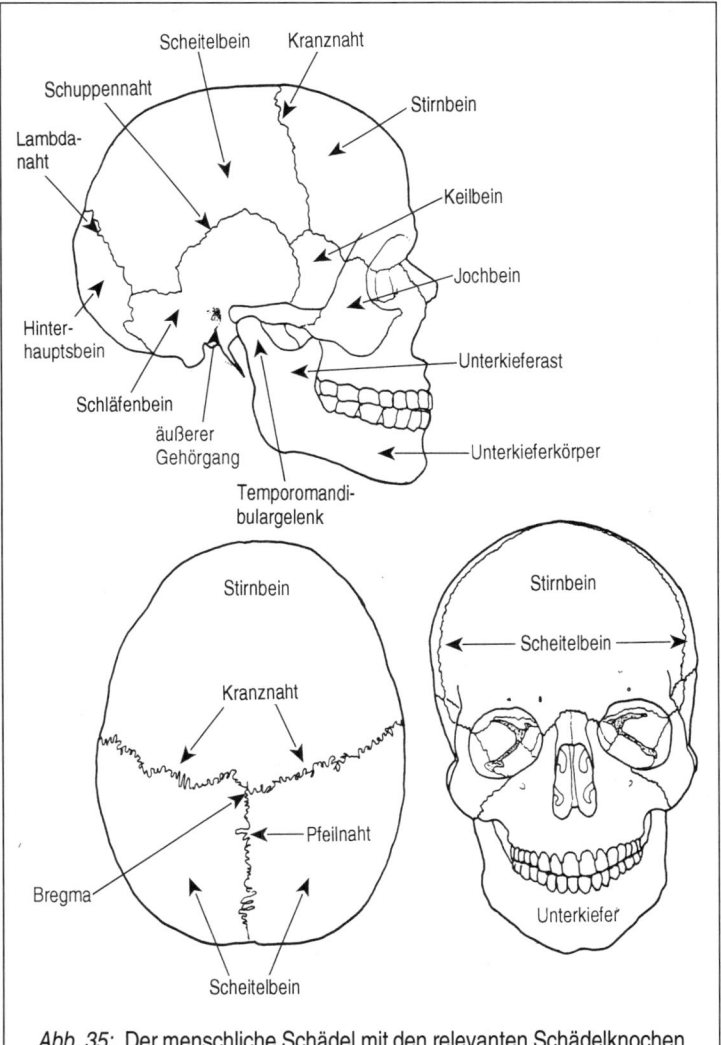

Abb. 35: Der menschliche Schädel mit den relevanten Schädelknochen und Suturae, von drei Seiten aus gesehen.

Kopfes in den *Schläfenbeinen* verankert ist und von sehr starken Muskeln bewegt wird. Auf diesem Weg übt der Unterkiefer eine erstaunliche Hebelfunktion auf die Schläfenbeine und auch auf die Schädelhöhle aus.

In den verschiedenen Bereichen des Schädelinneren ähneln sich die Muster der Freisetzung oft. Die erste Wahrnehmung ist dabei weniger eine Bewegung als vielmehr ein Energiepuls oder ein energetischer Wandel im Kopf. Die Suturae fühlen sich möglicherweise stark angespannt, als ob die Gelenkfügungen entlang der vielen eichenblattartig gezackten Verbindungsnähte der Schädelknochen völlig voneinander abgelöst seien. Vielleicht scheinen sich die Knochenplatten sogar kippend und verdrehend gegeneinander zu verschieben.

Sobald die Art der Bewegung wechselt, läßt das Gefühl von Enge an den Knochenverbindungen scheinbar nach. Nun findet tatsächlich die Arbeit mit dem verbindenden Gewebe, der Dura mater statt. Blockaden und ihre Auflösung an einzelnen Stellen sind aber auch in der Gesamtheit der elastischen Kapsel möglich. Also spürt man vielleicht als unmittelbare Reaktion zunächst eine Bewegung, dann ein Zögern an nur einer Stelle und erst etwas später in der gesamten Dura mater eine Anpassung der Blockierungen an eine neue Ausprägung von Festigkeit und Beweglichkeit.

Die Entscheidung, ob die therapeutische Freisetzung eines bestimmten Knochens abgeschlossen ist oder nicht, erfolgt aufgrund von Intuition, tatsächlicher Wahrnehmung und Willkür. Der Knochen scheint sich mit einemmal leicht und gleichmäßig im cranio-sacralen Rhythmus zu bewegen, dabei die Verbindung zu seinem Umfeld aufrechtzuerhalten und frei zu sein.

Selbst dann, wenn manchmal Widerstände zurückbleiben,

ist die erreichte Freisetzung ausreichend. Es spricht einiges dafür, einen Knochen nach dem anderen nur teilweise freizusetzen und damit die Schädelkapsel zunächst als Einheit einer größeren Flexibilität und Reaktionsfähigkeit zu öffnen, statt die größtmögliche Freisetzung an einer einzelnen Stelle sofort erreichen zu wollen.

Wir werden uns den Schädelknochen in einer Reihenfolge zuwenden, die sich aus ihrer natürlichen Verknüpfung miteinander ergibt. Es handelt sich um die folgenden Knochen:

1. das Stirnbein,
2. die beiden Scheitelbeine,
3. das Keilbein,
4. das linke und das rechte Schläfenbein,
5. den Unterkiefer.

Druck. Bei der Arbeit an den Schädelknochen ist ein Druck von lediglich fünf Gramm, entsprechend dem Gewicht einer mittelgroßen Münze, vonnöten. Das mag einem anfangs als zuwenig erscheinen, jenen vor allem, die bereits Erfahrungen mit osteopathischen Knocheneinrichtungen oder mit tiefer Bindegewebsmassage gemacht haben. Die Ursache für die Anwendung eines sehr viel geringeren Druckes in der cranio-sacralen Therapie liegt in der völlig verschiedenartigen Herangehensweise. Therapeuten, die nach einer festen Vorstellung von der richtigen Ausrichtung des Körpers arbeiten, üben oft starken oder plötzlichen Druck aus, um Widerstände zu überwinden.

Die Cranio-Sacral-Therapie stimmt sich auf die kleinen Bewegungen des Körpers ein und ermöglicht so Freisetzung und Entspannung. Sie folgt dem Gewebe. Mit größerer Erfahrung wächst das Verständnis dahingehend, daß der Körper sehr gut anzuleiten vermag. Oft wird sogar ein Druck von weniger als fünf Gramm ausreichend sein.

Die Selbstpalpation

Bevor Sie an Ihrem Klienten zu arbeiten beginnen, ist es sinnvoll, die betreffenden Knochen an sich selbst zu palpieren.

Das Stirnbein

Sie führen diese wie die folgende Selbstpalpation im allgemeinen mit beiden Händen aus. Um die Erläuterungen verständlicher zu machen und die vielen Pluralbildungen zu vermeiden, wird mitunter nur das Vorgehen einer Hand beschrieben.

Nehmen Sie also Ihre Hände nach oben, als ob Sie damit Ihr Gesicht bedecken wollten. Die Finger breiten Sie über Ihrer Stirn aus, sie sind in leichtem Kontakt mit dem Stirnbein. Machen Sie sich bewußt, wie stark sich dieser Knochen am Haaransatz und an den Schläfen wölbt. Unter den Ansätzen Ihrer Finger können Sie die *Augenhöhlenwülste,* die zugleich das untere Ende des Stirnbeins bilden, deutlich spüren.

Nun führen Sie Ihre Fingerspitzen zur *Nasenwurzel* und verfolgen entlang dem Augenhöhlenwulst oberhalb Ihres Auges den unteren Rand des Stirnbeins. Sie gelangen an den weicheren Schläfenbereich, gleich neben der Augenbraue. Das *Jochbein* trifft dort auf das Stirnbein und ist mit ihm durch eine Sutura verbunden.

Sie kehren mit Ihren Händen zur vorderen Fläche des Stirnbeins zurück. Schieben Sie Ihre Finger nach oben über

den Haaransatz hinaus, und tasten Sie nach der *Kranznaht.*
Die Entfernung zwischen Kranznaht und Haaransatz ist etwa
ebenso groß wie jene zwischen Haaransatz und Augenbraue.
Entlang dieser Sutura stößt das Stirnbein auf die beiden
Scheitelbeine, die ihrerseits durch die *Pfeilnaht* getrennt sind.

Im Bereich der Schläfen verbindet eine Sutura zunächst,
wie erwähnt, das Stirnbein mit dem Jochbein und dann mit
dem hinter dem Jochbein gelagerten *Keilbein.* Wenn Sie der
Kranznaht vom oberen Teil des Kopfes zu den Schläfen hin
folgen, dann stoßen Sie, etwa auf Höhe der Augenbrauen, auf
die genannte Naht zum Keilbein hin. Verfolgen Sie die Um-
risse des Scheitelbeins in beide Richtungen immer entlang
der Suturae. Machen Sie sich ein Bild von seiner Größe.

Nun legen Sie Ihre Hände wieder so über das Gesicht, wie
anfangs geschildert. Bedecken, *erfassen* und greifen Sie das
Stirnbein, indem Sie Ihre Finger darüber ausbreiten. Sprei-
zen Sie die Finger, so daß die Zeigefinger jeweils an der Kno-
chenleiste unmittelbar seitlich oberhalb der Augenhöhle liegen. Spüren Sie dem Gefühl nach, das Stirnbein mit den
Innenseiten der Zeigefinger nach vorne zu schieben, während die anderen Finger mit diesem in Kontakt bleiben.

Der Druck, den Sie hierbei ausüben, ist leicht, nicht mehr
als fünf Gramm. Atmen Sie gleichmäßig und ruhig. Bleiben
Sie in dieser Übung, bis Sie spüren, daß so wenig Druck tatsächlich Wirkung zeigt. Dann lassen Sie langsam los.

Die Scheitelbeine

Legen Sie Ihre Hände so auf Ihre Schläfen, daß sie mit zwei
oder drei Fingern das Keilbein berühren. Gleich hinter dem
Keilbein liegt das *Schläfenbein.* Nun beschreiben Sie mit den
Fingern beider Hände einen Halbkreis, der direkt über den

Ohren beginnt und sich am Hinterkopf schließt. Versuchen Sie entlang dieser Linie die *Schuppennaht* zu ertasten, die oberes Jochbein, *Keilbein* und *Schläfenbein* mit *Stirnbein* und Scheitelbein verbindet. Die *Schuppennaht* fühlt sich meist weich an und reagiert empfindlich auf Berührung.

Nachdem Sie die Schuppennaht zwischen Schläfen- und Scheitelbein erforscht haben, kehren Sie zur *Kranznaht* zwischen Scheitel- und Stirnbein zurück. Auf dem Mittelpunkt dieser Naht, am *Bregma,* dort wo sich bei Säuglingen die *Stirnfontanelle* befindet, beginnen die beiden durch die *Pfeilnaht* getrennten Scheitelbeine. Lassen Sie Ihre Hände leicht auf Ihrem Kopf jenseits der Kranznaht ruhen, und bedecken Sie so die beiden Scheitelbeine. Ertasten Sie die Pfeilnaht mit den Fingerspitzen. Folgen Sie ihr vom Beginn der Kranznaht an, bis nach hinten zum Endpunkt *Lambda,* an dem sie auf die *Lambdanaht* trifft.

Lambda ist jener Punkt am Hinterkopf, an dem die beiden Schläfenbeine und das *Hinterhauptsbein* zusammentreffen. Die Naht zwischen den Schläfenbeinen und dem Hinterhauptsbein verläuft zu beiden Seiten in Form des griechischen Buchstabens Lambda (Λ).

Folgen Sie der Lambdanaht vom Punkt Lambda aus, vorbei an den Ansätzen der Nackenmuskulatur, bis zur Schuppennaht, die Scheitelbein und Schläfenbein miteinander verbindet. Das Scheitelbein bildet an dieser Stelle eine zungenartige Verlängerung zwischen Hinterhauptsbein und Schläfenbein.

Sie haben nun die wichtigsten Suturae entlang der Scheitelbeine ertastet und somit ihre Fläche erkundet. Erfühlen Sie die Nähte noch einmal in der umgekehrten Reihenfolge, um Sicherheit über ihren Verlauf und über die Ausdehnung der Scheitelbeine zu gewinnen.

Als nächstes legen Sie Ihre Hände an die Seiten Ihres Kopfes mit den Fingerspitzen auf der Pfeilnaht und den Handflächen über den Scheitelbeinen. Folgen Sie mit den Fingerspitzen der Wölbung der beiden Knochen nach unten, bis Sie oberhalb der Ohren auf die Schuppennaht und die an sie angrenzenden Schläfenbeine treffen.

Bei der Arbeit mit den Scheitelbeinen werden Ihre Fingerspitzen auf dieser empfindlichen Naht liegen, auf diesem Grat an den Seiten, an dem die Scheitelbeine sich wölben, um das Schädeldach zu bilden. Erforschen Sie diesen Bereich oberhalb der Ohren, der Schuppennaht, hinter dem Stirnbein und der Kranznaht. Können Sie eine Bewegung, den cranio-sacralen Rhythmus spüren?

Drücken Sie die beiden Scheitelbeine leicht nach innen. Achten Sie darauf, was dadurch in Ihrem Kopf ausgelöst wird. Dann ziehen Sie die Scheitelbeine vorsichtig nach oben. Werden Sie sich Ihrer Empfindungen gewahr. Diese beiden Bewegungen werden Sie später bei der Freisetzung der Scheitelbeine anwenden.

Das Keilbein

Kehren Sie nun mit Ihren Handflächen an die Seiten Ihres Kopfes zurück, und legen Sie Ihre Finger zwischen Augen und Ohren auf die weichen Schläfenflächen. Unter dem Gewebe über den Schläfen werden Sie den tieferliegenden Knochen, das Keilbein, nicht direkt spüren können, da der Schädel hier Platz macht für den *Kau-* und den *Schläfenmuskel,* die den *Unterkiefer* bewegen. Wenn Sie so tun, als ob Sie kauen, dann können Sie das An- und Entspannen dieser Muskeln fühlen.

Dennoch werden Sie durch das weiche Gewebe an den

Schläfen hindurch Verbindung zum Keilbein, einem Bestandteil der inneren Oberfläche der Schädelbasis, aufnehmen. Das Keilbein ist so geschwungen, daß es sowohl einen
Teil der Außenwand als auch einen Teil des Bodens jenes
knöchernen Gefäßes bildet, das unsere Hirnmasse enthält.

Mit den Händen neben dem Gesicht und den Fingern über
den Schläfen stimmen Sie sich auf das unter den Muskelgruppen des Kauapparats verborgene Keilbein ein. Der Knochen bewegt sich mit jedem Puls des Cranio-Sacral-Rhythmus nach unten und dann wieder zurück. Folgen Sie diesem
Rhythmus einige Zyklen lang und nehmen dann Ihre Hände
wieder fort.

Die Jochbeine
Unter und neben dem Auge sowie unterhalb der weichen
Schläfe befindet sich das Jochbein. Es bildet einen Bogen bis
zum Ohr, unter dem der *Muskelfortsatz des Unterkieferastes*
untergebracht ist. Auch der *Schläfenmuskel* verläuft unter
dem Jochbein hindurch und verbindet sich im Bereich der
Wange mit dem *Kaumuskel.*

Die Schläfenbeine
Zum Schläfenbein zurückkehrend, suchen Sie mit Ihren Fingerspitzen die *Schuppennaht* knapp über dem Ohr. Folgen
Sie ihr um das Ohr herum bis zu jenem Höcker, den Sie hinter dem Ohrläppchen ertasten können: Am *Warzenfortsatz
des Schläfenbeins* trifft das Schläfenbein auf das *Hinterhauptsbein.* Hier sind Muskeln und Bänder befestigt. Der Warzenfortsatz dient Ihnen in Ihrer Arbeit als Anhaltspunkt.

Legen Sie Ihren Zeigefinger auf den Warzenfortsatz des
Schläfenbeins, stabilisieren Sie Ihren Mittelfinger, indem Sie

ihn in den äußeren Gehörgang schieben, und legen Sie den Ringfinger auf das Jochbein. In dieser Position ist eine Rotation des Schläfenbeins in Einklang mit dem cranio-sacralen Rhythmus wahrnehmbar. Von dessen genauer Zusammensetzung an dieser Stelle wird noch die Rede sein, wenn auch die Behandlung der Freisetzung erfolgt.

Der Unterkiefer

Zusammen mit den *Zähnen* macht der Unterkiefer einen wichtigen Teil der Gesichtsphysiognomie aus. Er trifft in einem recht ungewöhnlichen Gelenk auf das *Schläfenbein:* Das *Unterkieferbein* hängt nach unten, und sein *Gelenkfortsatz* gleitet beim Öffnen des Mundes nach vorne. Lassen Sie Ihre Fingerspitzen leicht unterhalb des *Jochbeinbogens* aufliegen, wobei sich Ihr Zeigefinger auf dem *Gelenkfortsatz des Unterkieferastes* vor dem äußeren Gehörgang befindet. Vollführen Sie nun mit Ihrem Unterkiefer Gesten des Kauens in unterschiedliche Richtungen, um herauszufinden, wie er sich in seiner Verankerung, dem *Temporomandibulargelenk,* bewegt.

Dann legen Sie die Fingerspitzen beider Hände so auf den unteren Rand des Unterkiefers, daß sich die kleinen Finger in der Mitte berühren. Erforschen Sie den Knochen, den *Unterkiefer,* mit Fingern und Daumen, bis Sie fast an seinen Enden, an denen er einen Winkel bildet und in Richtung Ohren verläuft, auf je eine Kerbe treffen, an denen die *Kieferwinkel* ansetzen. Der nach oben gerichtete Teil des Unterkiefers heißt *Unterkieferast.* Fühlen Sie, wie breit er unter dem Muskelgewebe, das ihn umhüllt, angelegt ist.

Der Unterkieferast gabelt sich unterhalb des Jochbeinbogens in zwei kurze Abschnitte. Ventral finden Sie den *Muskel-*

fortsatz des Unterkieferastes und dorsal den *Gelenkfortsatz,* der direkt vor dem Ohr in das *Schläfenbein* eingehängt ist.

Der Muskelfortsatz schiebt sich unter das Jochbein – was sich leicht erfühlen läßt, wenn Sie die Finger unter das Jochbein legen und dann den Mund mehrere Male öffnen und schließen.

Als nächstes legen Sie Ihre Fingerspitzen so auf den Unterkiefer, daß Ihre Zeigefinger auf den stark ausgeprägten Kaumuskeln und Ihre Daumen in der Kerbe unterhalb der Kieferwinkel ruhen.

Pressen Sie jetzt mit Fingern und Daumen leicht nach kranial. Nehmen Sie so den Druck wahr, den das Unterkieferbein an den Temporomandibulargelenken auf die beiden Schläfenbeine ausübt. Nach einigen Sekunden geben Sie nach. Dann ziehen Sie das Unterkieferbein vorsichtig mit Fingern und Daumen nach kaudal, um den Druck in den zuvor genannten Gelenken aufzulösen.

Damit ist die einführende Erforschung der Knochen und Gelenke des Gesichts- und des Hirnschädels abgeschlossen, und Sie können sich nun der kranialen Freisetzung zuwenden.

Die Schädelknochen

Das Stirnbein

Als ein Teil des Hirnschädels ist das Stirnbein mit der zähen Membran *Dura mater* ausgekleidet. Gemeinsam mit dem *Siebbein* dient es als vordere Befestigungsfläche für die *Hirnsichel,* eine Membran, die das Gehirn in zwei Hemisphären trennt und die Aufgabe hat, diese zu stabilisieren. Die Hirn-

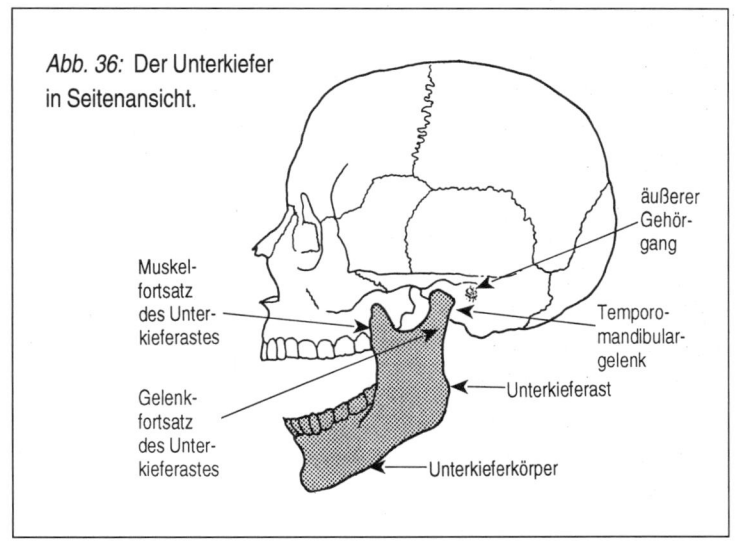

Abb. 36: Der Unterkiefer in Seitenansicht.

äußerer Gehörgang

Muskelfortsatz des Unterkieferastes

Temporomandibulargelenk

Gelenkfortsatz des Unterkieferastes

Unterkieferast

Unterkieferkörper

sichel ist praktisch eine mediale Ausstülpung der Dura mater und erstreckt sich flächig auf der Medianebene von der Mitte des Stirnbeins und dann entlang der *Pfeilnaht* bis zum *Hinterhauptsbein* durch den ganzen Hirnschädel.

Ihr erster Schritt bei der Freisetzung von Bewegungseinschränkungen in den Schädelknochen wird darin bestehen, das Stirnbein nach ventro-kranial von Scheitelbeinen und Keilbein, mit denen es verbunden ist, fortzuziehen. Über das Stirnbein werden Einschränkungen in der Dura mater und in der Hirnsichel angesprochen.

Ihr Klient liegt mit dem Gesicht nach oben auf dem Behandlungstisch. Ab jetzt ist ein Kissen oder eine Rolle unter den Knien des Klienten zu empfehlen – zum einen, um seine Position zu verändern, und zum anderen, um die Lendenwirbelsäule zu entlasten. Hände und Arme des Klienten liegen

bequem neben ihm oder so auf seinem Bauch, daß die Atmung nicht behindert wird.

Sie, der Therapeut, sitzen am oberen Ende des Tisches, mit
den Beinen und Knien darunter ausgestreckt, und haben aus-
reichende Auflagefläche für Ihre Unterarme und Ellbogen.

Legen Sie vier Finger jeder Hand auf die Stirn Ihres Klienten. Erforschen Sie, zu den Seiten gleitend, dort die Wölbungen des Stirnbeins. Die Wölbungen werden von einer kleinen, sichelförmigen Erhebung abgeschlossen. Plazieren Sie
Ihre Ringfinger hinter dieser Erhebung, und greifen Sie so
vorsichtig das Stirnbein. Ihre Daumen sollten sich weder ge-
genseitig noch den Kopf Ihres Klienten berühren, noch inein-
ander verhakt werden.

Bei manchen Menschen ist das Stirnbein so gleichmäßig
gerundet, daß die eben beschriebenen sichelförmigen Erhebungen an den Seiten fehlen. Ist dies der Fall, so drehen Sie
Ihre Handgelenke nach außen und die Finger nach innen,
damit nicht nur der Ringfinger, sondern auch die übrigen
Fingerspitzen das Stirnbein von oben, vor der Kranznaht,
berühren. Mittels dieser vergrößerten Fingerberührungs-
fläche läßt sich das Stirnbein leichter greifen.

Ausschließlich Ihre Ringfinger heben das Stirnbein nach
ventral. Alle anderen Finger – die Zeige- und Mittelfinger auf
der Stirn sowie die kleinen Finger am seitlichen Haaransatz
– haben lediglich die unterstützende Aufgabe, Ihre Anwesenheit zu verstärken und Ihre Handhaltung zu stabilisieren.
Der Zug, den Sie ausüben, sollte fünf Gramm nicht überschreiten oder noch darunter liegen.

Zentrieren Sie sich. Schicken Sie Ihr Bewußtsein und Ihre
Aufmerksamkeit in Ihre Hände und in das Gewebe, das sie
berühren. Im Idealfall werden Sie fortschreitende Bewegun-

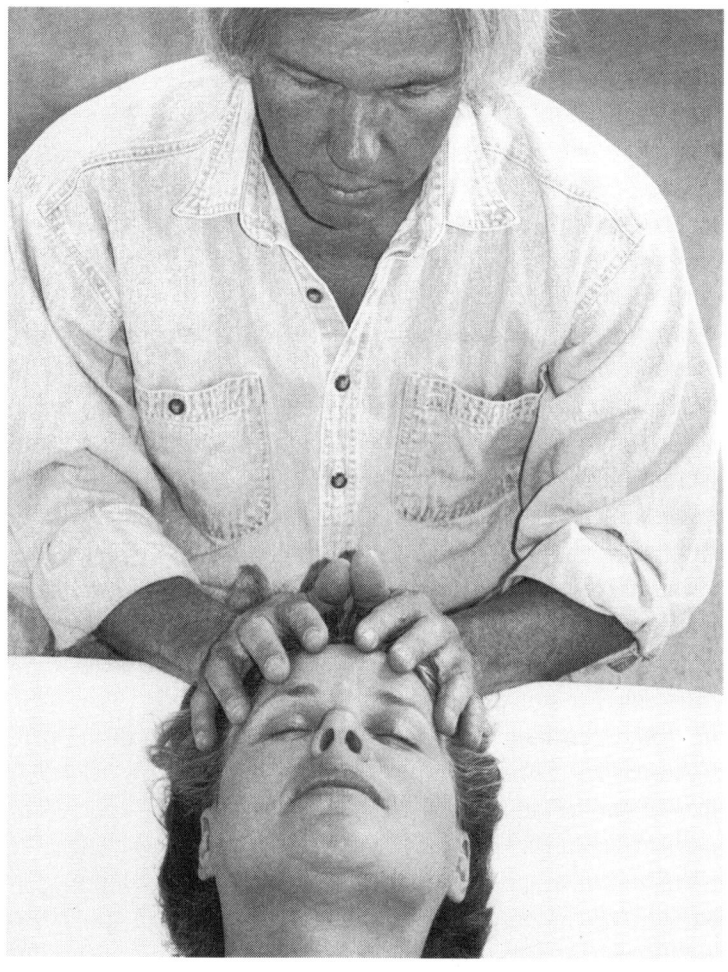

Abb. 37: Die Freisetzung des Stirnbeins. Die Zeige- und Mittelfinger jeder Hand lagern auf der Stirn. Die Ringfinger halten das Stirnbein an den Seiten unterhalb der sichelförmigen Erhebungen. Die Daumen stellen keine Verbindung zum Kopf her.

gen wahrnehmen, während sich das Stirnbein nach ventral hebt. Möglicherweise nehmen Sie einen Energiepuls oder andere Anzeichen einer therapeutischen Freisetzung wahr. Wenn Ihnen die Freisetzung abgeschlossen zu sein scheint, oder aber nach einigen Minuten, lösen Sie den Griff Ihrer Ringfinger an den Seiten des Kopfes und danach beide Hände vom Kopf Ihres Klienten.

Die Scheitelbeine

Die *Schuppennaht* zwischen *Schläfen-* und *Scheitelbeinen,* die, oberhalb der Ohren beginnend, ein Kreissegment bildet, ist einzigartig. Die Knochenränder treffen in einer Diagonalen aufeinander, so daß das Schläfenbein das Scheitelbein ein wenig überragt. Wenn wir also die Freisetzung der Scheitelbeine anstreben, dann müssen wir, sobald der cranio-sacrale Rhythmus die Schädelknochen nach außen schiebt, die Scheitelbeine festhalten und anschließend nach oben beziehungsweise nach kranial ziehen, wenn der Puls die Knochen zurückweichen läßt.

Bei der Freisetzung des Stirnbeins haben wir bereits für Flexibilität entlang der Kranznaht, also zwischen dem Stirnbein und den Scheitelbeinen, gesorgt. Jetzt, beim Anheben der Scheitelbeine nach kranial, wollen wir den Körper darin unterstützen, Flexibilität entlang der *Schuppen-* und der *Lambdanaht* zuzulassen. Indem wir so die Einschränkungen in der Dura mater auflösen, trainieren wir auch die *Hirn-sichel,* die Dura-mater-Ausstülpung, die das Gehirn entlang der Medianebene in zwei Hemisphären teilt.

Indem Sie sich mit den Unterarmen auf dem Behandlungstisch abstützen, legen Sie Ihre Hände mit den Handflächen nach innen an den Kopf Ihres Klienten. Plazieren Sie Ihre

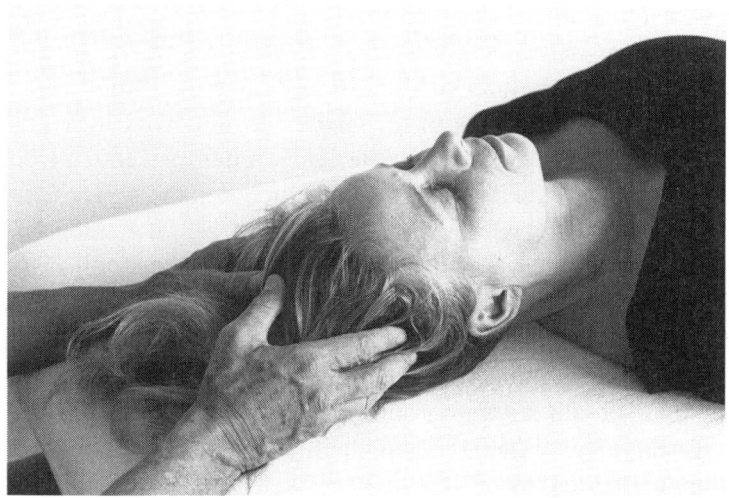

Abb. 38: Die Freisetzung der Scheitelbeine. Die Finger beider Hände umfassen die Scheitelbeine an beiden Seiten des Kopfes. Es ist entscheidend, die Finger hinter der Kranznaht und über der Schuppennaht auf den Scheitelbeinen zu positionieren.

Finger kranial und leicht dorsal zu den Ohren; tasten Sie die Oberfläche ab, indem Sie Ihre Hände nach kranial ziehen. Suchen Sie direkt über den Ohren die Schuppennaht. Forschen Sie weiter, palpieren Sie die leichte Rauheit oder kleinen Grate an den Seiten des Kopfes oberhalb der Sutura und bevor sich die Schädelbeine zum Schädeldach wölben.

Dies ist die Berührungsfläche für diese Freisetzung: genau kranial von den Ohren und der Schuppennaht auf der leicht rauhen Region, bevor sich die beiden Scheitelbeine aufeinander zuwölben. Überzeugen Sie sich noch einmal davon, daß sich Ihre Finger nicht doch jenseits der Kranznaht auf dem Stirnbein und auch nicht auf den Schläfenbeinen befinden.

Mit den Fingerkuppen auf den Graten der Scheitelbeine folgen Sie zunächst dem Cranio-Sacral-Rhythmus: Die Finger begleiten Knochen in Richtung Schädelmittelpunkt und wieder zurück nach außen. Wenn Sie meinen, mit dem Rhythmus vertraut zu sein, dann halten Sie die Scheitelbeine innen fest, während der Puls sie nach außen schieben möchte. Denken Sie daran, nur eben soviel Druck einzusetzen, wie nötig ist, um die Knochen zu stabilisieren. Halten Sie sie so für die Dauer von zwei Zyklen, etwa zehn bis 15 Sekunden lang. Lassen Sie dann locker, aber bleiben Sie ganz leicht in Kontakt.

Ertasten Sie nun während zweier oder dreier Zyklen den cranio-sacralen Rhythmus an den seitlichen Graten der Scheitelbeine. Dann verschmelzen Sie Ihre Fingerkuppen mit den Scheitelbeinen und ziehen sie unter Aufbietung Ihrer Gegenwart und Zielgerichtetheit direkt nach oben beziehungsweise nach kranial.

Der Berührungsdruck darf fünf Gramm nicht übersteigen. Auch weniger wird ausreichen. Die wirklich wichtigen Faktoren sind das Bewußtsein und der Respekt für den erstaunlichen Prozeß, von dem Sie ein Teil sind. Achten Sie auf die Anzeichen einer Freisetzung, und arbeiten Sie damit.

Möglicherweise werden Sie einen Zug zur einen oder anderen Seite verspüren. Wenn sich Blockaden allmählich auflösen, dann wird den Knochen entlang der Schuppen- und Lambdanaht größere Bewegungsfreiheit zurückgegeben. Die Freisetzung der Scheitelbeine durch das beschriebene Nach-oben-Ziehen wirkt sich positiv auf die Dura mater aus, welche die Schädelhöhle auskleidet und sich nach kaudal als Duralsack innerhalb der Wirbelsäule fortsetzt.

Die Verbindung zum Klienten noch eine Weile in Harmonie mit seinem Körper aufrechterhaltend, gelingt manchmal die Wahrnehmung von Bewegungseinschränkungen und ihrer Freisetzung innerhalb der membranösen Auskleidung des Rückenmarkskanals der Halswirbelsäule. Es ist jedoch wahrscheinlicher, daß Ihnen solch komplexe Zusammenhänge erst nach mehreren weiteren Sitzungen mit Ihrem Klienten auffallen werden.

Egal ob eine vollständige Freisetzung entlang aller Suturae der Scheitelbeine stattgefunden hat oder ob Sie nur einige Anzeichen für kleinere therapeutische Freisetzungen wahrgenommen haben – lösen Sie in jedem Fall nach einigen Minuten den Kontakt. Nehmen Sie die Hände vom Kopf Ihres Klienten.

Das Keilbein

Dieser Knochen ist vor allem im Inneren des Schädels von Bedeutung. Dort bildet er einen Teil der *Schädelbasis* und der Abgrenzung hin zum *Gesichtsschädel*. An der Außenseite des Schädels ist zwischen *Stirn-, Joch-, Schläfen-* und *Scheitelbein* auf der linken und rechten Schädelseite lediglich ein kleines Stück des Keilbeins sichtbar.

In der Struktur des menschlichen Schädels nimmt das Keilbein eine zentrale Rolle ein. Es steht in Verbindung mit allen anderen Knochen des Hirnschädels und darüber hinaus auch mit vielen Knochen des Gesichtsschädels. Seine Bedeutung wächst noch, wenn man sich klarmacht, wie viele Öffnungen für Nerven und das Gefäßsystem in ihm angesiedelt sind. Zentrale Nerven zu den Augen, Wangen, zu Zahnfleisch und Gaumen werden durch entsprechende Löcher im Keilbein geführt. Bewegungseinschränkungen des Keilbeins und der Dura mater können diese Nerven beeinträchtigen und sie in ihrer Funktion stören.

Das Keilbein ist durch ein besonderes Gelenk mit dem
Hinterhauptsbein verbunden. Ein Knorpelpolster trennt den
hinteren Teil des Keilbeins von der Basis des Hinterhauptsbeins. Dieses Kissen aus absorbierendem und beweglichem
Gewebe tief im Inneren des Schädels trägt in besonderem
Maße zur Flexibilität der gesamten Struktur bei. Andererseits ist eine derartige aufnahmefähige Struktur anfällig für
chronische Bewegungsbeeinträchtigung, weil sie zwischen
Keil- und Hinterhauptsbein in erheblichem Maße zusam-
mengedrückt werden kann.

Sie vermochten bisher die Beeinträchtigungen des Keilbeins entlang der Suturae, die es mit Stirn- und Scheitelbeinen verbinden, zu lindern. Ihr Ziel ist es jetzt, insbesondere
eine Freisetzung zwischen Keil- und Hinterhauptsbein herbeizuführen, um die volle Bewegungs- und Reaktionsfähigkeit in diesem besonderen Gelenk wiederherzustellen.

Die Prozedur setzt sich aus zwei Abschnitten zusammen.
Der erste verlangt, daß das Keilbein nach dorsal auf das
Hinterhauptsbein zugeschoben wird, um das Knorpelpolster zwischen Keil- und Hinterhauptsbein zusammenzupres-
sen. Dies hat den Zweck, Energieanstauungen auf dem Ver-
laufsweg der Freisetzung schon vorher aufzulösen. Wider-
sinnigerweise löst zusätzlicher Druck auf ein ohnehin schon
komprimiertes Bindegewebe, das die anlagernden Knochen
zusammengezogen hat, die Anspannung auf.

Im zweiten Teil der Behandlung geht es darum, das Keilbein in dem verbindenden Gelenk vom Hinterhauptsbein ab-
zuheben. Diese Freisetzung schafft auch mehr Spielraum
zwischen dem von außen sichtbaren Teil des Keilbeins und
dem angrenzenden Schläfenbein.

Die Unterarme liegen auf dem Behandlungstisch auf, Ihre

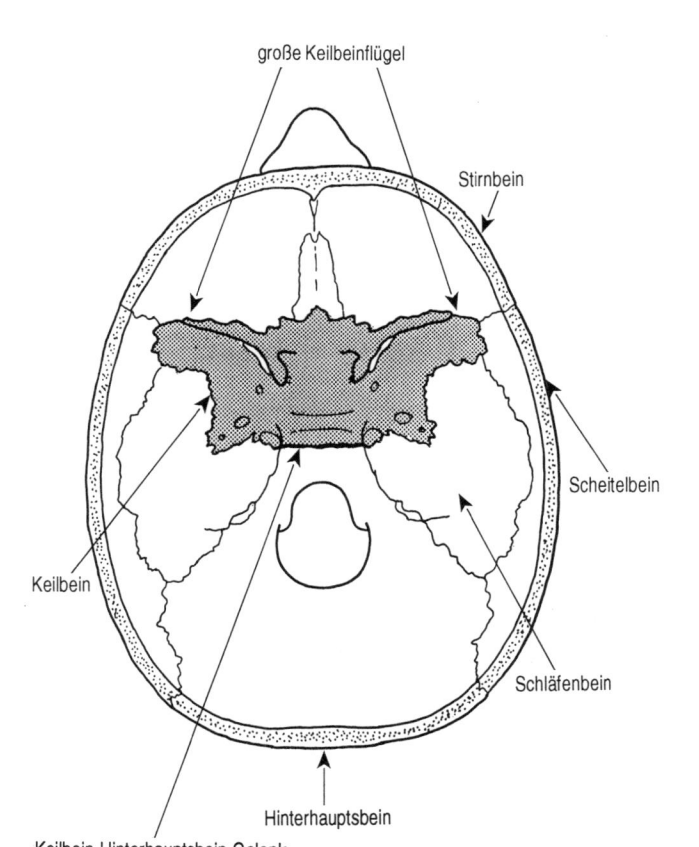

Abb. 39: Der Blick auf die Schädelbasis von kranial nach kaudal. Das Keilbein wird durch ein einzigartiges Gelenk mit dem Hinterhauptsbein verbunden. Zwischen beiden sorgt ein Knorpelpolster für die gegenseitige Flexibilität dieser beiden Knochen in der Schädelbasis.

Hände befinden sich zu beiden Seiten des Kopfes Ihres Klienten. Schieben Sie Ihre beiden kleinen Finger auf der Medianebene an den kaudalen Ansatz des Hinterhauptsbeins. Ihre Daumen legen Sie an die Schläfen des Klienten auf die beiden Keilbeinflügel. Ihre Hände bleiben dabei entspannt.

Sollten Sie Ihre Finger nicht so ausstrecken können, wie zuvor beschrieben, dann achten Sie darauf, daß wenigstens die Daumen eine Verbindung zu den Keilbeinflügeln herstellen.

Ihre Daumen befinden sich also auf den großen Keilbeinflügeln. Während zerebrospinale Flüssigkeit produziert wird, dehnt sich der Hirnschädel aus und schiebt das Keilbein wie auch die Keilbeinflügel nach kaudal von Ihnen weg.

Während zerebrospinale Flüssigkeit aufgenommen wird, zieht sich der Hirnschädel zusammen und holt das Keilbein nach kranial, also zu Ihnen, zurück. Die großen Keilbeinflügel bewegen sich nach oben, in Richtung auf den Bregmapunkt, an dem Kranz- und Pfeilnaht zusammentreffen.

Der Cranio-Sacral-Rhythmus verschiebt das Keilbein nach kaudal von Ihnen fort, nach kranial zu Ihnen hin und so fort – eine gleichmäßige, rhythmische Bewegung der großen Keilbeinflügel.

Sie folgen dem Puls, achten auf Regelmäßigkeit und Unstimmigkeiten.

Für den ersten Teil der Freisetzung ziehen Sie mit Ihren Daumen die großen Keilbeinflügel zum Behandlungstisch hin, auf das Gelenk zu, in dem Keil- und Hinterhauptsbein aufeinandertreffen.

Bringen Sie Ihre Anwesenheit und Bewußtheit an den beiden Berührungspunkten unter Ihren Daumen ein, lassen Sie sie mit dem Knochen verschmelzen, folgen Sie der Bewegung des Keilbeins, und ziehen Sie es mit sehr sanfter Kraft

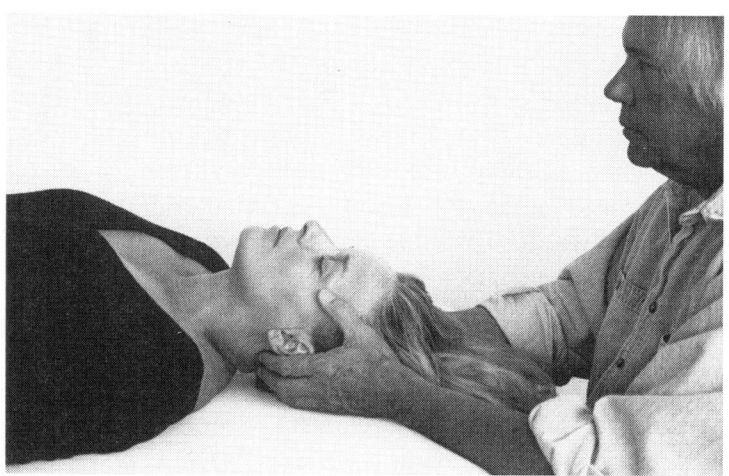

Abb. 40: Die Dekompression des Keilbeins. Die Hände umspannen leicht den Kopf, wobei die kleinen Finger auf der Medianebene am kaudalen Ansatz des Hinterhauptsbeins liegen. Die Daumen liegen an den Keilbeinflügeln im Schläfenbereich des Kopfes. Der einleitende Druck wird nach dorsal ausgeführt. In der zweiten Phase wird das Keilbein nach ventral angehoben.

nach unten zur Basis des Hinterhauptsbeins. Mitunter wird es notwendig sein, die Daumen wieder neu an der richtigen Stelle zu plazieren!

Die Bewegung kann ungleichmäßig und stufenweise erfolgen. Ihr Ziel ist es, die Bewegungseinschränkungen aufzulösen, indem Sie sie zunächst verstärken und in ihre Richtung ziehen. Während das Keilbein sich auf jenes Gelenk zubewegt, das es mit der Basis des Hinterhauptsbeins verbindet, erhalten die Membranen, die das Keilbein bisher zurückgehalten haben, die Gelegenheit, sich zu entspannen und loszulassen. Auf diese Weise werden Spannungen an den Übergängen zu anderen Schädelknochen schließlich aufgelöst.

Machen Sie so lange weiter, wie Sie meinen, daß noch Bewegungsfreisetzung erfolgt. Behalten Sie – neben leichter Kraftausübung – Bewußtsein, Zielgerichtetheit, Respekt für den Vorgang bei. Wenn Sie keine Bewegung mehr spüren, dann ziehen Sie Ihre Energie für einen Moment zurück und fangen daraufhin an, das Keilbein nach anterior zu ziehen beziehungsweise seiner natürlichen Bewegung in diese Richtung zu folgen. Sie vergrößern jetzt den Gelenkspielraum zwischen Keil- und Hinterhauptsbein.

Auch diese Bewegung kann ungleichmäßig und stufenweise erfolgen. Die großen Keilbeinflügel scheinen sich mitunter nach der einen oder anderen Seite zu drehen. Halten Sie Ihre Konzentration aufrecht und Ihren Respekt für die Vorgänge im Körper, während die Bewegungsfreisetzung abläuft. Vergessen Sie nicht, Ihren Druck auf höchstens fünf Gramm zu beschränken. Indem sich das Keilbein nach ventral verlagert, gewinnen die Suturae, die es mit anderen Schädelknochen verbinden, mehr Raum. Bisher eingeengte Bereiche in der Dura mater werden aktiviert und haben nun die Chance, ihre Aufgaben im Zusammenhang mit An- und Entspannung besser zu erfüllen.

Fahren Sie so lange fort, bis Sie ein Gefühl von Ruhe zwischen Ihren Daumen verspüren. Dann lösen Sie vorsichtig zunächst die Daumen und schließlich den Rest der Hände vom Kopf Ihres Klienten.

Die Schläfenbeine

Die Schläfenbeine beherbergen die Schädelöffnungen für die *äußeren Gehörgänge*. Der *Gleichgewichtssinn* ist hinter den Schläfenbeinen im inneren Ohr untergebracht. Ein weiterer wichtiger Teil des Schläfenbeins ist die Mulde für das *Tem-*

poromandibulargelenk des *Unterkiefers,* die ventral direkt vor dem äußeren Gehörgang liegt. Damit Gehör, Gleichgewichtssinn und Kauapparat optimal arbeiten können, muß die durch den Cranio-Sacral-Rhythmus hervorgerufene Bewegung der beiden Schläfenbeine synchron und vollkommen aufeinander abgestimmt sein.

Durch Muskelansätze und das Temporomandibulargelenk wirkt der Unterkiefer mit einer enormen Hebelkraft auf die Schläfenbeine ein. Gewohnheitsmäßiges Zähnezusammenbeißen und das Knirschen mit den Zähnen können die Bewegung und Ausrichtung der Schläfenbeine nachteilig beeinflussen. Das Zusammenbeißen der Zähne in Augenblicken überwältigend starker und unangenehmer Gefühle führt unter Umständen dazu, daß solche Gefühle und der damit verbundene Zustand der Angespanntheit im Bindegewebe abgelagert werden.

Ausrichtungsprobleme der unteren und oberen Zähne, Schmerz oder Einschränkungen im Kauapparat beziehen einen Komplex von Knochen und Gelenken ein, unter denen die Schläfenbeine eine Schlüsselstelle innehaben.

Jedes der beiden Schläfenbeine ist mit *Jochbein, Keilbein, Scheitelbein* und *Hinterhauptsbein* verbunden. Bisher haben Sie sich mit der Freisetzung entlang der *Schuppennaht,* die das Schläfenbein mit dem Scheitelbein verbindet, befaßt und indirekt auch mit der Sutura zum Keilbein. Ihr Ziel in der Arbeit an den Schläfenbeinen ist nun die Auflösung von Bewegungseinschränkungen und die Synchronisierung innerhalb des Knochenpaars.

Es gibt drei Arten der Freisetzung für das Schläfenbein. Die *Drei-Finger-Technik* und die *Schläfenbein-Warzenfortsatz-Schiebetechnik* wollen die Wiederherstellung der Synchro-

nität der beiden Schläfenbeine erreichen. Beide Methoden
eignen sich besser für die Feinabstimmung als für die Behe-
bung bedeutender Bewegungsbeeinträchtigungen in den Suturae oder in den Bindegeweben. Die *Ohr-Zieh-Technik* hin-
gegen erreicht vor allem die Freisetzung entlang der Suturae
zu anderen Schädelknochen. Da sie jedoch die Bewegungsfreiheit auf allen Ebenen verbessert, trägt sie in der Regel
auch dazu bei, die beiden anderen Schläfenbeine aufeinander
abzustimmen.

A. Die Ohr-Zieh-Technik. Bei dieser Methode ist der Knorpel des äußeren Gehörgangs der Griff, über den wir laterale
beziehungsweise nach außen gerichtete Kraft auf das Schläfenbein übertragen. Während Ihre Unterarme wieder auf
dem Behandlungstisch ruhen, legen Sie Ihre Finger dorsal
hinter die Ohrmuschel Ihres Klienten. Den Daumen setzen
Sie so in das Ohr, daß er ein wenig in den Gehörgang hin-
einreicht. Es sollte sich um einen festen, aber angenehmen
Kontakt mit dem äußeren Gehörgang Ihres Klienten handeln.

Vermutlich spüren Sie den Cranio-Sacral-Rhythmus. In seinem Puls werden Sie zwei Komponenten entdecken. Während der Produktion von zerebrospinaler Flüssigkeit dehnt
sich der Hirnschädel aus und drückt die Schläfenbeine zur
Seite, also nach lateral.

Da Sie den Schädel nicht direkt berühren, sondern lediglich das Ohr halten, werden Sie wohl eher die zweite Komponente, eine Rotation, wahrnehmen. In dem Moment, da sich
der Hirnschädel ausdehnt, rotiert der kraniale Teil des Schläfenbeins nach ventral und kehrt nach jeder Kontraktion wieder nach dorsal zum Hinterhauptsbein zurück.

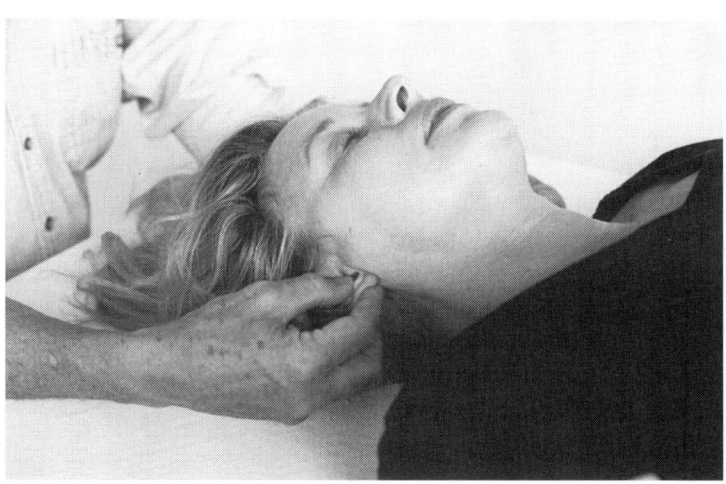

Abb. 41: Die Freisetzung des Schläfenbeins mittels der Ohr-Zieh-Technik. Die Finger jeder Hand ergreifen das Ohr, indem drei Finger unterhalb (also dorsal) und der Daumen oberhalb (ventral), fast in den Gehörgang hineinreichend, einen guten Kontakt herstellen. Die Zugrichtung verläuft lateral vom Kopf fort. Eine zweitrangige gleichzeitige Richtungskomponente ist leicht nach dorsal.

Verlagern Sie Aufmerksamkeit und Energie in Ihre Finger und Daumen, die den Ohrknorpel gefaßt halten. Wenden Sie auf beide Ohren zugleich einen lateralen und leicht dorsalen Zug an. Beginnen Sie mit weniger als fünf Gramm. Verbinden Sie sich mit den äußeren Ohren Ihres Klienten, als seien sie eine Verlängerung Ihrer Anwesenheit; stimmen Sie sich auf die Schläfenbeine selbst ein, die sich Ihnen in ihrer Bewegung anpassen.

Die Bewegung ist eine allmähliche. Ihr lateraler Zug ermöglicht es den Schläfenbeinen an jenen Suturae, die sie mit dem Hinterhauptsbein und Scheitelbeinen gemeinsam haben, wieder Raum zu gewinnen. Die leicht dorsale Kompo-

nente Ihres Ziehens erleichtert die Dekompression an der
Sutura zum Keilbein.

Zum Teil werden mit der Ohr-Zieh-Technik Suturae angesprochen, denen Sie sich bereits zuvor gewidmet haben –
jedoch diesmal aus einer neuen Richtung. Bei dem Versuch,
die Dura mater und die Schädelnähte von Energie- und Streß-
anstauungen zu befreien, setzen Sie Ihr Bewußtsein und Ihre
Energie für ein und dieselbe Stelle erst aus einer und dann
aus einer anderen Richtung ein.

Bei der Ohr-Zieh-Technik wird die Dura mater wie ein
Bettuch behandelt, dessen Falten Sie glattstreichen. Sie gehen um das Bett herum, zupfen vorsichtig mal von dieser,
mal von jener Seite. Manchmal hat das Ziehen nur auf den
Bereich direkt vor Ihnen Einfluß, manchmal reicht seine Wirkung aber auch bis in eine entlegenere Stelle.

Mittels der Ohr-Zieh-Technik wird der äußere Gehörgang
nicht in Streß versetzt oder an ihm gezerrt. Mit der leichten
Kraft, die Sie einsetzen, signalisieren Sie lediglich Ihre Ab-
sicht und wenden sich dann den Seiten und dem Rücken zu,
während das Schläfenbein reagiert. Wie bei den anderen
Schädelknochen auch, werden Sie Freisetzung und Zögern
spüren. Halten Sie Ihre Zielgerichtetheit und Ihre Geduld
aufrecht. Achten Sie auf die Anzeichen für eine therapeutische Freisetzung. Wenn Sie wirklich effektiv waren, dann
werden Sie sowohl ein Gleichgewicht als auch die Ausgeglichenheit in den Bewegungen beider Schläfenbeine erkennen.

Sobald Sie das Gefühl haben, daß die Freisetzung abgeschlossen ist, ziehen Sie sich langsam zurück. Sie können
sich dann entweder den beiden anderen Techniken zur Freisetzung der Schläfenbeine oder aber dem Unterkiefer zuwenden.

B. Die Schläfenbein-Warzenfortsatz-Schiebetechnik.

Sie finden den Warzenfortsatz des Schläfenbeins als Verlängerung hinter dem Ohr Ihres Klienten etwa auf der Höhe des Ohrläppchens. Legen Sie Ihre Hände mit den Handflächen nach oben auf den Behandlungstisch rechts und links neben den Kopf Ihres Klienten. Schieben Sie Ihre Hände so unter seinen Kopf, daß Sie ihn wiegen können. Ihre Daumenballen plazieren Sie unter den Warzenfortsätzen, Ihre Finger im Nacken des Patienten können dabei übereinanderliegen.

In der Produktionsphase der zerebrospinalen Flüssigkeit, drängen die Schläfenbeine und natürlich auch ihre Warzenfortsätze nach außen. Während der Absorption des Liquor ziehen sich diese Schädelknochen wieder nach innen zurück. Ihre Daumenballen auf den Warzenfortsätzen spüren dieser Bewegung nach; der cranio-sacrale Rhythmus schiebt sie mit jedem Zyklus vom Kopfzentrum fort und zieht sie dann erneut heran.

Machen Sie sich ein Bild von der Qualität des Rhythmus. Bewegen sich beide Seiten synchron? Ist die Bewegung nach außen genauso stark wie nach innen?

Wenn Sie bemerken, daß der Rhythmus auf einer Seite schwächer ausgeprägt ist oder die Phase des Zusammenziehens auf einer Seite langsamer abläuft als auf der anderen, dann wenden Sie sich der schwächeren Seite gesondert zu. Mit einem Druck von höchstens fünf Gramm halten Sie die schwächere beziehungsweise langsamere Seite für zwei Zyklen fest und beobachten den Rhythmus mit der anderen Hand. Gestatten Sie dann dem cranio-sacralen Rhythmus eine Weile, beide Seiten wieder zu übernehmen, und wiederholen Sie darauf die beschriebene Technik auf der »gesunden« Seite.

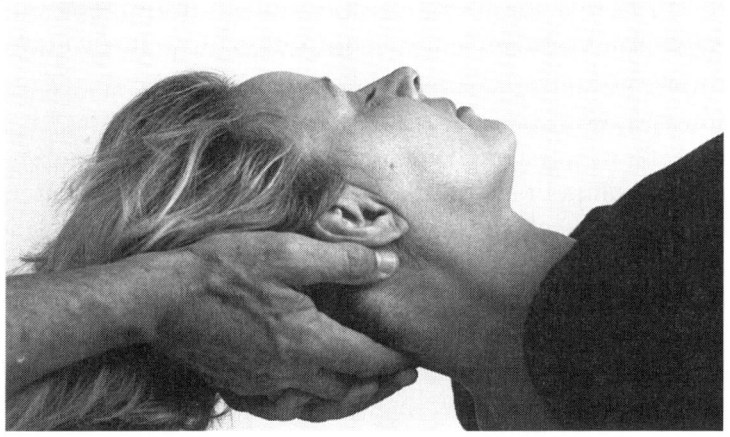

Abb. 42: Die Freisetzung des Schläfenbeins durch die Schläfenbein-Warzen-fortsatz-Schiebetechnik. Die Hände halten den Hinterkopf des Klienten, die Finger können dabei übereinandergeschoben werden. Der Kopf soll nicht hochgehoben werden (auf dem Foto geschah es lediglich, um die Handhaltung zu zeigen). Die Daumenballen stellen auf jeder Seite eine Verbindung zu den Warzenfortsätzen, der kleinen knöchernen Erhebung dorsal hinter dem Ohrläppchen, her. Im Cranio-Sacral-Rhythmus werden die Daumenballen nach außen gedrückt und kehren danach wieder in ihre Ausgangslage zurück.

Lassen Sie den Cranio-Sacral-Rhythmus abermals unbeeinflußt zurückkehren. Folgen Sie ihm, und beobachten Sie ihn. Ist er jetzt synchron und gleichmäßig? Sollten Sie eine Verbesserung feststellen, so wiederholen Sie den Vorgang nicht. Folgen Sie dem Puls noch einige Zyklen lang, und unterstützen Sie ihn möglicherweise durch den leichten Druck Ihrer Daumenballen in der Phase der Absorption der zerebrospinalen Flüssigkeit, um ihn noch feiner abzustimmen.

C. Die Drei-Finger-Technik. Suchen Sie wie zuvor beschrieben die Warzenfortsätze der Schläfenbeine, und setzen
Sie Ihre Ringfinger darauf. Tasten Sie nach dem Jochbein,
einer Erhöhung, die sich von den Ohren zu den Wangen erstreckt, und plazieren Sie Ihre Zeigefinger auf dessen Ansät-
ze zwei Fingerbreit ventral vor den Ohren. Dann stabilisieren
Sie den Griff, indem Sie Ihre Mittelfinger in den äußeren Gehörgang stecken.

Wahrscheinlich werden Sie mehr als nur eine Komponente
des cranio-sacralen Rhythmus spüren. Finden Sie jene, in der
das Schläfenbein um Ihren Mittelfinger rotiert und dabei Ihren Zeigefinger auf das Kinn und Ihren Ringfinger auf Sie

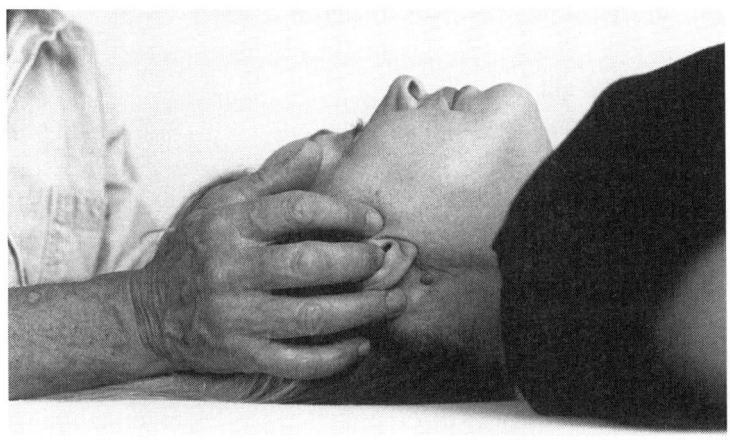

Abb. 43: Die Freisetzung des Schläfenbeins durch die Drei-Finger-Technik. Auf
beiden Seiten setzen Sie Ihren Zeigefinger auf das Jochbein, nur wenig vor dem
Ohr, Ihren Mittelfinger zur Stabilisierung in den äußeren Gehörgang und Ihren
Ringfinger auf den Warzenfortsatz des Schläfenbeins. Der Cranio-Sacral-
Rhythmus kann am Zeige- und am Ringfinger gespürt werden, da das Schläfen-
bein in einem kleinen Bogen um den Mittelfinger rotiert.

zubewegt. Im zweiten Teil des Zyklus kehren beide Finger vom Rhythmus getragen an ihren ursprünglichen Platz zurück.

Während der Produktion von zerebrospinaler Flüssigkeit werden die Schläfenbeine nach außen, vom Kopfzentrum, fortgedrückt. Bei der Absorption des Liquor verläuft dieser Vorgang umgekehrt.

Stellen Sie fest, ob die Bewegung links und rechts synchron vonstatten geht. Und beobachten Sie, ob der Rhythmus auch in beiden Phasen der Rotation gleichmäßig stark ausgeprägt ist.

Wählen Sie eine Seite, und stabilisieren Sie sie. Mit leichtem Druck halten Sie den Rhythmus während zweier Zyklen auf der gewählten Seite fest und beobachten ihn auf der anderen. Dann lassen Sie los und konzentrieren sich auf die Auswirkung auf beide Seiten.

Wiederholen Sie den Vorgang mit vertauschten Seiten. Nach zwei Zyklen lassen Sie wieder los.

Bleiben Sie in Kontakt und beobachten beide Seiten, bis diese sich auf einen gleichmäßigeren und synchroner verlaufenden Rhythmus eingependelt haben.

Der Unterkiefer

Durch die Benutzung des Mundes und das Funktionieren des Unterkiefers ist es uns möglich, Nahrung aufzunehmen, uns selbst dabei auszudrücken und auch, uns sexuellen Spielen hinzugeben. Wenn das *Temporomandibulargelenk* leidet, dann sind wir in der Ausübung aller drei natürlichen Funktionen beeinträchtigt, weil aufgrund von Schmerzen Spontaneität, Reichweite wie auch unsere Bewegungsfreiheit herabgesetzt werden.

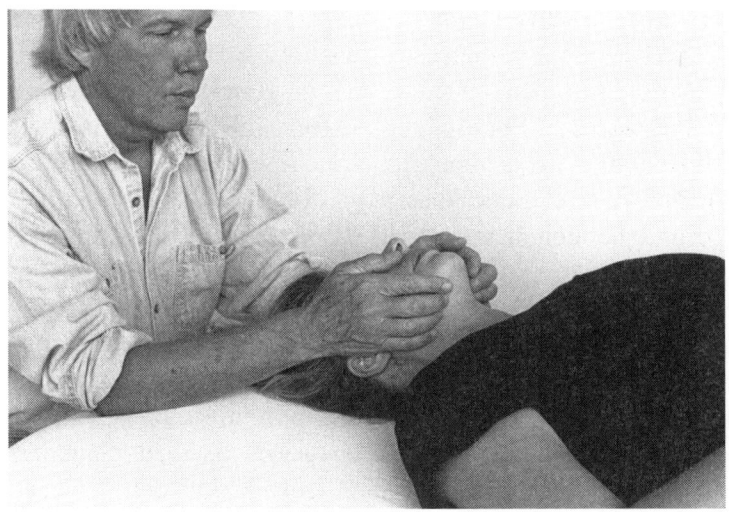

Abb. 44: Die Freisetzung des Unterkiefers durch Kompression. Die Finger beider Hände liegen unter dem Unterkiefer und umfassen seinen unteren Rand,
wobei die Ringfinger in der Vertiefung vor den Kieferwinkeln ruhen. Die Richtung
der Kraftübertragung verläuft nach kranial, in das gemeinsame Gelenk mit den
Schläfenbeinen hinein.

Diese letzte cranio-sacrale Freisetzung erinnert wegen der
Vielzahl betroffener Funktionen und der emotionalen Komponente stark an die erste am Beckenboden.

Der *Unterkiefer* übt enormen Druck auf die seitlichen Schä-
delknochen des Kopfes aus. Ist dieser Druck nun ungleich-
mäßig verteilt, so werden das *Stirnbein,* die *Scheitel-* und
Schläfenbeine immer wieder asymmetrisch beansprucht.
Jeder dieser Knochen wird somit durch unterschiedliche
Krafteinwirkung angesprochen.

Folglich muß es Ihr Ziel sein, Kompression oder Ungleich-
gewicht an den Temporomandibulargelenken in zwei Phasen

aufzulösen. Bei der ersten werden Sie Druck in derselben Richtung wie die Kompression ausüben, indem Sie unter den Unterkiefer fassen und ihn nach kranial zu sich heranziehen. Bei der zweiten Phase legen Sie Ihre Finger auf den Unterkiefer und drücken ihn nach kaudal von sich fort, um das Gelenk zu dekomprimieren.

Ihre Ellbogen ruhen auf dem Behandlungstisch und Ihre Hände an den Wangen Ihres Klienten. Legen Sie nun Ihre Finger unter den Unterkiefer, wobei Ihre Ringfinger die kleinen Vertiefungen vor den Kieferwinkeln ausfüllen.

Beginnen Sie damit, einen leichten Zug nach kranial auf sie einzusetzen und damit die Kiefer zusammenzudrücken. Sie beabsichtigen nicht ein mechanisches festeres Aufeinanderpressen der Zähne, sondern die Beweglichkeit des Gewebes im Temporomandibulargelenk zu verbessern. Richten Sie über die Berührung Ihr Bewußtsein und Ihr Empfindungsvermögen direkt auf das Gelenk. Folgen Sie der Bewegung des Gelenks und seiner Fähigkeit, Starrheit aufzulösen, und lassen Sie Kompression zu.

Nach einander sich abwechselnden Phasen von Bewegung, Zögern und Bewegungsfreisetzung werden Sie eine Art Ruhe an den Temporomandibulargelenken verspüren. Lösen Sie Ihren Kontakt, und lassen Sie Ihre Finger an die Seiten des Unterkiefers gleiten – gerade so weit, bis sie sich oberhalb seines Randes befinden. Suchen Sie vor allem über der Vertiefung vor dem Kieferwinkel eine Verbindung mit den großen Kaumuskeln.

Sie drücken Ihre Finger sanft in die Haut ein, um Halt zu finden, und schieben dann mit leichtem Druck den Unterkiefer gleichmäßig nach kaudal von sich weg. Durch Ihre Berührung mit dem Unterkiefer richten Sie Ihr Bewußtsein und

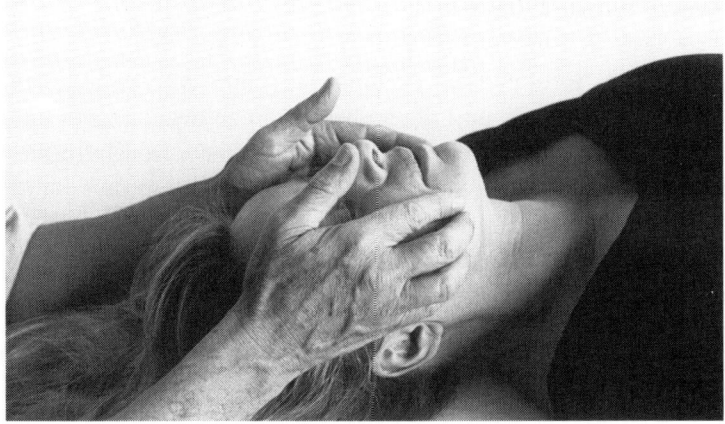

Abb. 45: Die Freisetzung des Unterkiefers durch Dekompression. Die Finger jeder Hand liegen auf den Seiten des Unterkiefers kranial zum unteren Rand. Die Richtung der Kraftübertragung verläuft nach kaudal, von Ihnen weg. Der Unterkiefer wird gleichmäßig von seinem Gelenk, das er mit den Schläfenbeinen gemeinsam hat, fortgezogen.

Ihr Empfindungsvermögen direkt auf das Temporomandibulargelenk. Führen Sie sanft, und folgen Sie dem Unterkiefer, während sein Gelenk die Dekompression erfährt.

Erhalten Sie Ihre Berührung und Ihr Bewußtsein aufrecht, und nehmen Sie Zögern, Bewegung, wechselndes Energieniveau auf beiden Seiten und die Freisetzung aufmerksam wahr. Ihr Ziel besteht darin, eine Freisetzung zu unterstützen, die beiden Seiten gleichermaßen Dekompression und größere Bewegungsfreiheit verschafft.

Sobald der Prozeß zum Stillstand gekommen ist und Sie eine gewisse Ruhe unter Ihren Händen spüren, haben Sie die Bewegungsfreisetzungen des Schädels beendet.

Der »Ruhe-Punkt«

Manchmal, wenn der Körper mitten in einer therapeutischen Freisetzung steckt und deshalb Energieschwankungen auftreten, kann es geschehen, daß der Cranio-Sacral-Rhythmus aussetzt. Es handelt sich dabei um einen vollkommen natürlichen Vorgang, den wir als *»Ruhe-Punkt«* bezeichnen. Das Innehalten des cranio-sacralen Rhythmus scheint anzudeuten, daß sich der Körper in einem tiefgreifenden Heilungsprozeß befindet. Sobald der Rhythmus dann zurückkehrt, ist er im allgemeinen stärker und gleichmäßiger als zuvor.

Ein »Ruhe-Punkt« kann durch den Cranio-Sacral-Therapeuten künstlich hervorgerufen werden, indem er einen Teil des Körpers »festhält«, wie es beispielsweise bei den Freisetzungen im Unterkieferbereich der Fall war – er dämpft durch einen solchen Griff den Zyklus des cranio-sacralen Rhythmus. Die günstigsten Angriffspunkte für ein solches »Festhalten« sind die Fußknöchel und der Hinterkopf. Wird der »Ruhe-Punkt« am Anfang einer Sitzung hervorgerufen, so können kleinere Unregelmäßigkeiten dann schon behoben sein, wenn der cranio-sacrale Rhythmus wiederkehrt. Setzt man ihm am Ende einer Sitzung ein, so fühlt sich der Klient danach oft sehr entspannt und erfrischt.

Es folgt nun die Beschreibung, wie man den »Ruhe-Punkt« über den Hinterkopf auslöst. Diese Vorgehensweise sollte ein noch unerfahrener Cranio-Sacral-Therapeut erst gegen Schluß einer Sitzung anwenden, wenn er bereits entsprechende Erfahrungen gesammelt hat, an einem bestimmten Klienten den Cranio-Sacral-Rhythmus zu ertasten.

Die Haltung verlangt ein Zusammenlegen der Hände mit den Handflächen nach oben und mit aufeinanderliegenden

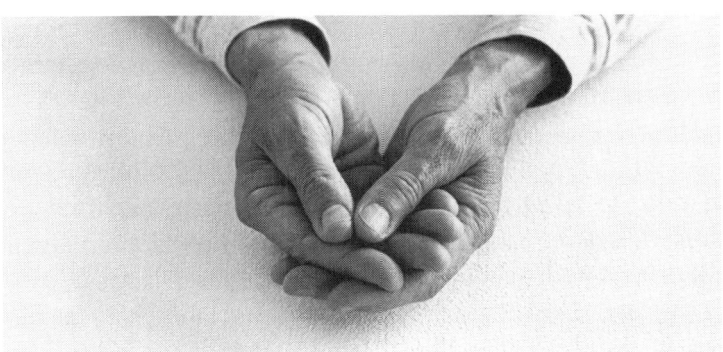

Abb. 46: Die Handhaltung beim »Ruhe-Punkt«. Die Hände liegen leicht gewölbt übereinander, die Daumen berühren sich ganz oder nahezu. Das Hinterhauptsbein des Klienten soll auf den weichen und flächigen Daumenballen ruhen.

Abb. 47: Der »Ruhe-Punkt«. Das Hinterhauptsbein des Klienten liegt auf den flächigen Daumenballen auf. Es muß darauf geachtet werden, den Hinterkopf gut zu unterstützen, ohne direkt Druck auf die Lambdanaht auszuüben. (Die genauen Berührungsflächen sind der Zeichnung auf S. 153 zu entnehmen.) Bei dieser Haltung kann der Cranio-Sacral-Rhythmus wahrgenommen werden, der mit dem ihm eigenen Puls nach dorsal gegen die Hände drückt.

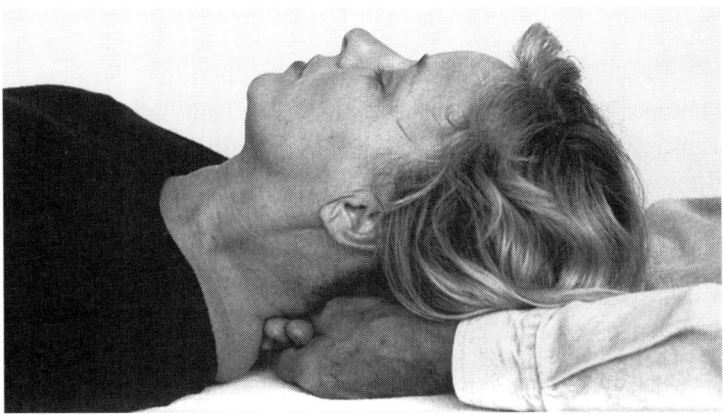

Fingern. Auf den Fingern ruhend, treffen sich die Daumen ganz oder beinahe. Die Hände sind leicht gewölbt. Probieren Sie diese Handhaltung zunächst »trocken« aus.

Um die idealen Auflageflächen an Ihrem eigenen Hinterkopf zu finden, tasten Sie zunächst mit den Fingern beider Hände nach dem *Lambdapunkt* am Hinterhaupt, an dem die *Lambdanaht* mit der *Pfeilnaht* zusammentrifft. Dann folgen Sie der Lambdanaht zu beiden Seiten in der Diagonale zwischen lateral und kaudal. Die Sutura durchläuft einen flacheren Bereich zwischen dem *Warzenfortsatz* des *Schläfenbeins* und dem *Kappenmuskel,* der beiderseits der Wirbelsäule die Verbindung von der Schulter am Nacken entlang bis zum Schädel herstellt.

In diesem vom linken und rechten Schenkel der Lambdanaht eingegrenzten Dreieck liegt das *Hinterhauptsbein.* Die Daumenballen sollen den Kopf Ihres Klienten über das Hinterhauptsbein ausbalanciert tragen. Es ist wichtig, daß die Berührungsflächen mit den Daumenballen tatsächlich im Bereich des Hinterhauptsbeins und auf gar keinen Fall auf der Lambdanaht liegen.

Am einfachsten läßt sich diese Position erreichen, indem Sie Ihre Hände zunächst auf die beschriebene Weise zusammenlegen und den Klienten dann seinen Kopf heben lassen, damit Sie sie richtig plazieren können. Bitten Sie ruhig Ihren Klienten, den Kopf noch einmal zu heben, wenn Sie meinen, daß Ihre Hände noch nicht an der richtigen Stelle sind. Versuchen Sie, eine für Sie und Ihren Klienten möglichst komfortable Position zu erreichen.

Zentrieren Sie sich, und schicken Sie Ihr Bewußtsein dorthin, wo Ihre Daumenballen das Hinterhauptsbein Ihres Klienten berühren. Sie werden im An- und Abschwellen des Hin-

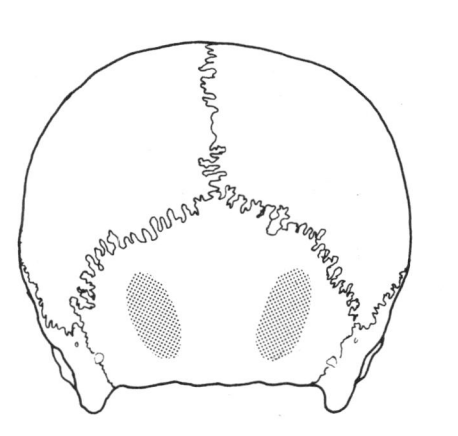

Abb. 48: Die Auf-
lageflächen beim
»Ruhe-Punkt«. Die
schraffierten Ovale
im Bereich des Hin-
terhauptsbeins ge-
ben an, wo der Kopf
des Klienten mit den
Daumenballen des
Cranio-Sacral-Thera-
peuten in Berührung
sein soll.

terhauptsknochens den cranio-sacralen Rhythmus spüren.
Folgen Sie dem Puls mehrere Zyklen lang, und achten Sie auf
alle Ungleichmäßigkeiten zwischen links und rechts oder innerhalb der Zyklen.

Sobald Sie sich dazu bereit fühlen, gehen Sie auf den ab-
schwellenden Teil des Zyklus und halten den Knochen an der
erreichten Position fest. Ist der Rhythmus sehr stark, werden
Sie beim Anschwellen möglicherweise doch ein wenig nachgeben müssen. Kehren Sie dann aber sogleich mit dem Abschwellen in die größtmögliche Tiefe zurück. Seien Sie bewußt, und respektieren Sie den Rhythmus, konzentrieren Sie
sich jedoch weiterhin darauf, das Hinterhauptsbein in der
größtmöglichen Tiefe nach dem Abschwellen zu stabilisieren.

Wie bei vorangegangenen Prozeduren verspüren Sie vielleicht eine Energiefreisetzung in Form von Hitze, elektrischen Strömen oder Schmerzen. Cranio-Sacral-Therapeuten
berichten oft von einer Art Energiestrom, die wie ein Ping-

pongball zwischen linker und rechter Schädelseite hin- und herschnellt.

Der cranio-sacrale Rhythmus kann kurzzeitig aussetzen, wiederkommen, innehalten und neu beginnen. Bleiben Sie einfach dabei, beobachten Sie; seien Sie ganz und gar mit Ihrer Energie, Ihrer Bewußtheit und Ihrem Respekt bei dem Prozeß.

Wenn alle Anzeichen und Bewegungen einer therapeutischen Freisetzung ausgeklungen sind, verharren Sie noch einige Sekunden in Ruhe. Dann lockern Sie Ihre Konzentration und Ihre Handhaltung, ohne jedoch die Position Ihrer Hände viel zu verändern. Machen Sie sich die Qualität des Cranio-Sacral-Rhythmus bewußt, sobald er zurückkehrt. Er kann zunächst zögerlich, dann aber mit mehr Schwung kommen. Bleiben Sie mit Ihren Händen in Kontakt mit dem Hinterkopf des Klienten, bis sich der Rhythmus stabilisiert hat. Wie wirkt der Puls jetzt auf Sie im Vergleich zu dem, was Sie vor dem »Ruhe-Punkt« beobachtet haben? Wie hat Ihr Klient die Arbeit mit dem »Ruhe-Punkt« empfunden?

Damit sind Behandlung und Freisetzung des Kopfes abgeschlossen. Wenn Sie zuvor mit den »Lauschstationen« und den Freisetzungen im zweiten Kapitel beschäftigt waren, so haben Sie nun eine vollständige cranio-sacrale Sitzung bewältigt. Falls Sie die Freisetzung des Rumpfes noch nicht vollzogen haben und dies für Ihren Klienten die erste Sitzung ist, dann wäre es gut, wenn Sie noch die obere Thoraxapertur an der Schädelbasis freisetzten, bevor Sie sich endgültig zurückziehen. Sollte dies also Ihre erste vollständige cranio-sacrale Sitzung gewesen sein, so gratuliere ich Ihnen hiermit herzlich!

4 Jenseits der Technik – Integration und intuitive Diagnose

Integration

Was in den drei vorausgegangenen Kapiteln beschrieben wurde – »Lauschstationen«, Freisetzung des Rumpfes und des Schädels – ergibt eine vollständige cranio-sacrale Sitzung. Nachdem sie die Cranio-Sacral-Therapie kennengelernt haben, erkundigen sich viele Heiler und Therapeuten, die sich mit Körperarbeit befassen, danach, wie sie das Neue am besten in ihre bisherige Arbeit integrieren können.

Im Grunde genommen gibt es zwei Möglichkeiten. Die erste besteht darin, unterschiedliche Methoden miteinander zu verbinden, um eine vielseitigere Herangehensweise an die Probleme der Klienten zu ermöglichen. Nach meinem Dafürhalten kann dies dann am besten funktionieren, wenn ein Therapeut mit den unterschiedlichen Modalitäten wohlvertraut ist und sie intuitiv einsetzt.

Um tatsächlich von der Cranio-Sacral-Therapie zu profitieren und um sie gut in das bisherige Behandlungskonzept einzugliedern, ist es erforderlich – davon bin ich überzeugt –, sie tiefgreifend zu erfassen und auf dem gleichen Niveau zu beherrschen wie alle anderen bisher angewandten Methoden. Wenn dies der Fall ist, dann wird die Einbeziehung spontan geschehen. Leider gibt es kein Rezept dafür, wie man dies erreichen kann, da jeder eine ganz individuelle Form der Integration ersinnt, die mit seinen persönlichen Erfahrungen und mit seinem inneren Wissen in Zusammenhang steht. Und dennoch existiert diese fruchtbare Zusammenführung der Cranio-Sacral-Therapie mit allen anderen Methoden, die Sie kennen.

Die zweite Möglichkeit der Integration kommt von innen. Das ist meiner Meinung nach entscheidend, denn cranio-sacrale Arbeit bedeutet nicht nur die Anwendung einiger technischer Prozeduren. Cranio-Sacral-Therapie, wie sie im allgemeinen praktiziert wird, verbindet eine Philosophie des Heilens mit persönlichen Fähigkeiten und Qualitäten, sowohl auf handelndem als auch auf wahrnehmendem Gebiet. Das ist es, was ich in den vorangegangenen Kapiteln vermitteln wollte.

Es ist die wiederholte Anwendung dieser Fertigkeiten, Qualitäten und Ansichten, die zur inneren Integration, zu einem tiefen Verständnis dessen führt, was die hier vorgestellte Methode will und leisten kann. Nur aus diesem inneren Wissen heraus kann jemand von sich behaupten: »Ich bin ein Cranio-Sacral-Therapeut.«

Die Reihe von Anwendungen, die in diesem Buch beschrieben worden sind, zeigt überblickend, in welchen Körperbereichen mit großer Wahrscheinlichkeit Probleme wie Funktionseinschränkungen und Spielraumbegrenzungen der Bewegungen oder auch Schmerz auftreten können. Selbst ein noch unerfahrener Cranio-Sacral-Therapeut wird sehr wahrscheinlich seinem Klienten mit den hier beschriebenen Anwendungen in einer oder mehreren Sitzungen helfen können.

Die Wiederholung dieser Folge von Behandlungsschritten

hilft dem Klienten, dessen Körper lernt, was er von cranio-sacraler Arbeit zu erwarten hat und wie er davon profitieren
kann. So wird Vertrauen auf einer nonverbalen Ebene aufge-
baut. Der Therapeut andererseits lernt den Klienten besser
kennen und sammelt praktische statt lediglich theoretische
Erfahrungen mit der cranio-sacralen Methode.

Ich empfehle also jedem Anfänger, so viele vollständige Sitzungen wie möglich zu geben, um durch die Praxis zu lernen.
Entwickeln Sie die Fertigkeit, sich selbst und den Klienten
bewußt wahrzunehmen, die Fähigkeit, dem Körper selbst
und direkt zuzuhören, eine respekt- und ehrfurchtsvolle Einstellung gegenüber dem Prozeß, von dem Sie ein Teil sind,
und die Freude darüber, daß Sie an diesem mysteriösen Ablauf Teil haben.

Mit wachsender Erfahrung, zusammen mit der Gewöh-
nung an fortdauernde Bewußtheit und Aufnahmebereit-
schaft, schaffen Sie die Basis für Ihre Fertigkeit bei der Dia-
gnostizierung Ihrer Arbeit. Diese Eigenschaften werden es
Ihnen gestatten, jeder neuen Sitzung mit größerer Flexibilität zu begegnen.

Intuitive Diagnose

Die intuitive Diagnose ist ein Prozeß, bei dem Sie sich die
Muster des Flusses und der Einschränkungen im Körper Ihres Klienten bewußtmachen. Sie unterstützt Sie darin, die
richtige Zielrichtung zu finden: Wo sollen Sie anfangen, wor-
auf sich konzentrieren, wo müssen Sie tiefer forschen?

Eine intuitiv-diagnostische Grundeinstellung veranlaßt den
Therapeuten erst das Ganze zu betrachten, bevor er sich ir-

gendwelchen Details zuwendet. Die »Lauschstationen« sind eine nützliche Einführung in den Diagnoseprozeß.

Bei der Beschreibung der »Lauschstationen« wurden zwei Aspekte körperlicher Funktionalität hervorgehoben: der cranio-sacralen Rhythmus und der *Energiefluß* beziehungsweise die Energiekonzentration. Der Cranio-Sacral-Rhythmus ist ein Indikator für die Beeinträchtigung der Bewegungsfreiheit an einer wichtigen Stelle im Körper. Ein zögernder, ungleichmäßiger oder beengter Rhythmus weist darauf hin, daß irgend etwas die Übertragung von Bewegung und Energie in einem Teil des Körpers einschränkt.

Jetzt gilt es nicht nur, in diesem Bereich einen gesunden Cranio-Sacral-Rhythmus wiederherzustellen – er fungiert lediglich als ein Indikator.

Der Körper soll auch dahingehend unterstützt werden, unsichtbare Bewegungseinschränkungen, die sich im allgemeinen in den Faszien befinden, aufzulösen, damit er wieder freier arbeiten kann. Das Resultat der Freisetzung von Bewegungseinschränkungen ist in der besseren Ausrichtung des Körpers, der größeren Bewegungsfreiheit und in der Reduzierung von Muskelverspannungen deutlich wahrnehmbar.

Der *Energiefluß* ist ein weiterer nützlicher Indikator für Freiheit oder Einschränkung der Körperfunktionen. So subtil er auch ist – der Cranio-Sacral-Rhythmus kann beschrieben, ertastet und auf objektive Weise diskutiert werden. Die korrekte Bewertung von *Energiefluß, Energiekonzentration* oder *-einschränkung* ist sehr viel schwieriger und weniger objektiv. Viele Therapeuten und Heiler nehmen Energie wahr und definieren sie. Aber sie beobachten sie in voneinander abweichenden Ausprägungen, diagnostizieren sie verschieden und setzen sie frei beziehungsweise behandeln sie mit den unterschiedlichsten Methoden.

Gemeinhin scheint es so zu sein, daß erfahrene »Körperarbeiter« oder Therapeuten mehr »sehen« als das ungeschulte Auge. Sie nehmen vielleicht Farben wahr, haben körperliche Empfindungen, sehen vor ihrem »inneren Auge« Organe oder bewegen ihre Hände instinktiv an jene Stelle, die ihre Berührung am dringendsten braucht.

Dieser Text hat versucht, Sie auf diese Dimension des Heilens, auf diese *Energie,* auf ihr Fließen oder auf ihre Stagnation aufmerksam zu machen, damit Sie auf die Entwicklung Ihres *Bewußtseins* für diese Dinge achten können. Dieses Bewußtsein kann schnell oder langsam zu Ihnen kommen. Und es dürfte sich im Verlauf Ihres Voranschreitens wandeln.

Es besteht keine Notwendigkeit zur Eile. Indem Sie sich um den cranio-sacralen Rhythmus bemühen, indem Sie Erfahrungen sammeln und Fertigkeit entwickeln, öffnen Sie sich der fortdauernden Entfaltung von Einsicht und Fähigkeit.

Der wichtigste Punkt im Zusammenhang mit der intuitiven Diagnose ist, daß ein gutes Gefühl für den Fluß und die Konzentration von Energie als Unterstützung beim Ertasten des cranio-sacralen Rhythmus dienen kann. Gemeinsam stellen sie uns ein Abbild der unterschiedlichen bewegungseingeschränkten oder -freien Körperbereiche des Klienten zur Verfügung. Wenn Sie die Fakten, die Sie zum Beispiel durch die »Lauschstationen« über den Körper Ihres Klienten gewonnen haben, in der intuitiven Diagnose betrachten, dann werden Sie sich zunächst fragen, wo Sie anfangen sollen.

Selten wird Sie eine solche Fragestellung dazu verleiten, sich zunächst einer Stelle mit hohem Energieniveau, mit Verzerrungen oder Schmerzen zuzuwenden. Vielmehr werden Sie die Notwendigkeit verspüren, in der Mitte zu beginnen und sich erst dann dem Kreuzbein oder dem Schädel zuzuwenden. Oder Sie werden zunächst einige Stellen in der hier vorgeschlagenen Reihenfolge freisetzen, um schließlich wieder zu einer früheren zurückzukehren, die dann eine vollständigere Freisetzung verspricht.

Sie lernen, sich in Geduld zu üben: Wenn an einer Stelle nicht gleich eine *vollständige Freisetzung* möglich ist, dann gelingt es vielleicht nach dem nächsten Diaphragma oder nachdem Sie den Kopf in Arbeit hatten.

Es folgt die Schilderung eines normalen Sitzungsablaufs:

Ein Klient klagt über einen Schmerz im oberen Rücken. An den »Lauschstationen« entdeckt der Therapeut, daß der cranio-sacrale Rhythmus kranial von den Fußknöcheln nur schwach und ungleichmäßig ist und direkt an den Fußknöcheln lediglich ein wenig stärker spürbar. Rechts scheint der Puls freier als links.

Auch im Beckenraum ist der Rhythmus rechts freier, und der Therapeut erkennt die Notwendigkeit, dort eine therapeutische Freisetzung herbeizuführen. Im Schultergürtel macht der cranio-sacrale Rhythmus einen klaren Eindruck, und dennoch fühlt sich der Therapeut dorthin gezogen.

Während der Sitzung erlebt der Therapeut eine komplexe Reihe von Freisetzungen im Beckengürtel, an der oberen Thoraxapertur und im Schulterbereich. Der Nacken ist übermäßig angespannt und reagiert auf die Freisetzung an der Schädelbasis mit einer Hitzewelle und mit Schmerz. Die Freisetzung des Schädels führt zu einer weiteren Erleichterung im Beckenraum. Nach der Sitzung erlebt der Klient eine neue Beweglichkeit im ganzen Körper, von der er nicht wußte, daß er sie verloren hatte, und sein oberer Rücken ist nun entspannt und frei.

Ein derartiger Sitzungsablauf ist keinesfalls ungewöhnlich. Dieses Beispiel soll zeigen, daß das Schmerzzentrum im oberen Rücken lediglich *ein* Exponent eines vernetzten Musters von Bewegungseinschränkungen und unterschwelligem Schmerz sein kann. Vom Blickwinkel der intuitiven Diagnose aus gesehen erkennt der Therapeut eine Reihe von vorrangig zu behandelnden Symptomen, die – in diesem besonderen Fall – alle auf das Becken und den Schultergürtel hinzuweisen scheinen. Er merkt sie sich und erforscht sie im Verlauf der Sitzung, in der sie wahrscheinlich mehr Zeit und Energie verlangen als andere Bereiche. Trotz dieser schon am Anfang gemachten Beobachtungen erfolgt die intuitive Diagnose während der gesamten Dauer der Sitzung. Andere Zusammenhänge werden klar, wie beispielsweise der angespannte Nacken und die Freisetzung im Hüftbereich bei der Arbeit am Schädel.

Einsicht und Intuition sagen dem Therapeuten, wie er zu Beginn der Freisetzungsphase der Sitzung vorgehen soll. Das Gefühl dafür, woran etwas zu sehen ist und wohin jeder Schritt des Prozesses sich richten muß, entwickelt sich mit wachsender Erfahrung im Suchen und Erkennen von Mustern zu einer nahezu objektiven Einschätzung.

Intuitive Diagnose heißt auch, die Eindrücke und Vermutungen in Worte zu fassen, die unterhalb der bewußten Wahrnehmung des Therapeuten entstanden sind.

Auf lange Sicht unterstützt diese Art der Diagnose die Kommunikation und das Lernen: für den Therapeuten, zwischen Therapeut und Klient wie auch unter Therapeuten. Wenn ich meinen Eindruck dessen, was geschieht, formuliere, bevor ich die Sitzung fortführe, dann lerne ich im weiteren Verlauf etwas über Wahrheit und Bedeutung meiner Beobachtung. Ich erarbeite mir die Befähigung, meine Eindrücke und Einschätzungen zu korrigieren und bei zukünftigen Sitzungen anzuwenden.

Flexibilität. In den Beschreibungen der Freisetzungen ist häufig eine Richtungsangabe für den eingesetzten leichten Druck enthalten, so beispielsweise beim Lumbosakral- und beim Kreuzbein-Dornbein-Gelenk wie auch beim Keilbein.

Diese Angaben basieren auf Erfahrungswerten, auf Situationen, wie sie häufig beobachtet wurden. Es kommt jedoch vor, daß die Fehlausrichtung oder die Bewegungseinschränkung in eine andere als die angenommene Richtung ausstrahlt. Daher ist es wichtig, immer aufmerksam und offen auf die Signale zu achten, die der Körper des Klienten Ihnen vermittelt. Sollte eine Freisetzung nicht in der Richtung verlaufen, wie sie hier beschrieben wurde, dann entspannen Sie sich, halten Sie den Kontakt aufrecht, und beobachten Sie, wohin das Gewebe tatsächlich will. Ganz egal wie weit es von der hier »vorgegebenen« Richtung abweicht – ich habe immer Erfolg gehabt, wenn ich dem Gewebe in allen Phasen der Freisetzung gefolgt bin.

Selbstfürsorge

Von Anfang an – bei den Übungen, den »Lauschstationen« und bei den Freisetzungen des Rumpfes und Kopfes – ist der angehende Therapeut darin bestärkt worden, sich seines Atems, seiner Ent- oder Anspannung und seines körperlichen Gesamtbefindens bewußt zu sein. Diese Grundeinstellung der Bewußtheit und Selbstfürsorge ist entscheidend für die weitere Entwicklung Ihrer Heilungsfähigkeiten.

Der Therapeut ist Teil der heilsamen Umgebung für den Klienten. Je sorgfältiger und gesünder Sie mit sich selbst umgehen, desto annehmlicher wirkt sich dieses Umfeld auf ihn aus.

Die Selbstfürsorge gehört zur Objektivität, die Sie benötigen, wenn Sie jene Situation, in die Sie sich mit Ihrem Klienten begeben haben, umfassend wahrnehmen wollen. Ein beschränkter Blickwinkel und der Mangel von Offenheit für das, was im Verlauf einer Sitzung geschehen könnte, mögen zwar dennoch einen befristeten Durchbruch für den Klienten zur Folge haben. Aber beides wird vielleicht nicht andauern oder sich nicht in das Gesamtbild des Heilungsablaufs einfügen. Geduld und Vertrauen in den Prozeß sind häufig nützlicher als der Versuch, etwas zu erzwingen oder das partielle Opfern des eigenen Selbst für ein sofortiges, erfreuliches Ergebnis.

Selbstfürsorge kann bedeuten, daß Sie sich ganz oder vorübergehend von der Behandlung zurückziehen, Ihrem Körper zwischendurch Bewegung verschaffen oder auch nur einen anderen Blickwinkel gewinnen möchten. Ihr eigenes freies Atmen und Ihre eigene körperliche, geistige und emotionale Klarheit stehen dafür, daß Sie zugunsten Ihres Klienten und in den Prozeß das entscheidende Instrument frisch und reich an Hilfsquellen einbringen: sich selbst.

Regelmäßig cranio-sacrale Therapie oder eine andere Form von Körperarbeit selbst zu empfangen, wird Sie darin unterstützen, sich zu erneuern und Ihre Aufmerksamkeit auf den Heilungsprozeß gerichtet zu halten. Ein mit seiner ganzen Lebensenergie anwesender Therapeut ist immer auch mit seinem eigenen Wachstums- und Transformationsprozeß befaßt.

Um es noch einmal zusammenzufassen: Achten Sie auf sich selbst, sowohl während als auch außerhalb der Sitzungen.

Nachsorge

Indem die Cranio-Sacral-Therapie lang anhaltende Bewegungseinschränkungen auflöst, zeigt sie dem Körpergewebe, daß es sich jetzt problemlos größere Bewegungsfreiheit nehmen kann. Freisetzungen werden oft während einer Sitzung in Gang gebracht, dauern aber auch danach noch an. Manchmal fährt das Gewebe noch stunden- oder tagelang fort, mit den neuen Bewegungsmöglichkeiten, der Freisetzung und der Integration zu experimentieren.

Nach einer cranio-sacralen Sitzung ist der Körper offener und verletzlicher als zuvor. Eine Erklärung dafür könnte sein, daß der Körper oder ein bestimmter Bereich sein Verteidigungssystem aufgegeben hat, das ihm so lange nützlich war. Daher ist es besonders wichtig, diesen Prozeß der Öffnung und Reintegration zu respektieren.

Am besten sollten anstrengende und streßgeladene Situationen in direktem Anschluß an die Sitzung vermieden werden, denn sie könnten das ursprüngliche Trauma neu aktivieren. Nach einer besonders angenehmen Sitzung hatte ich mich in mein Auto gesetzt und über eine Stunde benötigt, um im dichten Berufsverkehr nach Hause zu kommen. Ich konnte spüren, wie die Wohltaten der Sitzung fortgeschwemmt wurden, als sich die Anspannung wieder in meinem Körper festsetzte. Wenn Gewebe erst einmal gelernt hat, auf Schwierigkeiten zu reagieren, dann ist nur wenig vonnöten, um das Verteidigungssystem von Anspannung, Anschwellen und Schmerz auszulösen.

Ein wenig Ruhe und Zurückgezogenheit nach einer Sitzung im Verhältnis zur erfolgten Freisetzung sind also dringend anzuraten. Schlagen Sie Ihrem Klienten vor, noch einen Moment auf dem Behandlungstisch liegen zu bleiben oder einen kleinen Spaziergang zu machen, bevor er wieder in sein Auto steigt oder mit den öffentlichen Verkehrsmitteln davonfährt. Die natürliche Bewegung bei einem Spaziergang an der frischen Luft oder auch nur ein ruhiges Sitzen in der Natur kann für den Reintegrationsprozeß auf jeder Bewußtseinsebene sehr förderlich sein.

Andererseits wirken auch Wachheit und einfache Aktivitäten unterstützend. Die cranio-sacrale Praxis führt zu einem sehr entspannten Zustand, zu einem veränderten Bewußtsein, das sehr verlockend sein kann. Wenn Heilung die Erweiterung der Fähigkeiten, im Realen, im Hier und Jetzt wie auch in der jeweiligen Umwelt zu funktionieren, beinhaltet, dann müssen das Erstarken des normalen Tagesbewußtseins und das Aufnehmen einfacher Aktivitäten ebenso Teil des Prozesses sein. Mit anderen Worten: Das Ziel ist nicht die Unterdrückung von Schmerz oder Problemzonen, sondern die *Erweiterung* von Bewußtsein und körperlichen wie geistigen Fähigkeiten. Mit wachsender Genesung kehrt allmählich auch die Lust an einem ganzen, an einem vollständigen und erfüllten Leben zurück.

Die Freisetzung von Gefühlen

Sobald eine gewisse Tiefe des Heilungsprozesses und der Freisetzung erreicht ist, wird der Klient oft mit Bildern, Erinnerungen, ungewöhnlichen Empfindungen und Gefühlen konfrontiert, die manchmal eine große Kraft ausstrahlen. Wie bereits zuvor erwähnt wurde, arbeitet der Therapeut am effektivsten, wenn er seinen Klienten auch unter diesem Aspekt mit Bewußtsein und Respekt begleitet. Vor allem muß er selbst sich seiner emotionalen, geistigen und körperlichen Reaktionen bewußt sein, während er solch intensive Phasen mit seinem Klienten bewältigt.

Gerät der Klient in eine gefühlsbetonte Freisetzung, dann kann man in der Regel davon ausgehen, daß Zeitpunkt und Ort für solch eine Entladung richtig »gewählt« sind. Es kann vorausgesetzt werden, daß der Klient die innere Kraft besitzt, um eine solche Freisetzung durchzustehen und von ihr zu profitieren.

Ihre Aufgabe als Cranio-Sacral-Therapeut besteht darin, in solchen Momenten ruhig, unterstützend und oft schweigend präsent zu sein. Wenn Sie reden wollen, so gibt es eine Reihe von Möglichkeiten. Bitten Sie Ihren Klienten, momentane Bilder oder Empfindungen genauer zu beschreiben. Wiederholen Sie dabei Teile seiner Schilderungen, um Ihre Anwesenheit und Ihre Aufmerksamkeit zu verstärken. Fragen Sie ihn nach Farb-, Gefühls- oder Geruchsassoziationen beziehungsweise nach äußeren Formen, wenn das von ihm Geäußerte Ihnen zu theoretisch erscheint. Folgen Sie dabei unbedingt Ihrer Intuition.

Vermitteln Sie Ihrem Klienten das Gefühl, daß er auf die Erfahrung einer emotionalen Freisetzung gut vorbereitet ist.

Unterstützen Sie ihn mit einer »leichten Berührung«, die sowohl körperlich als auch verbal ausfallen kann, und erleichtern Sie so vor allem die Freisetzungen im Schädelbereich.

Wie wird nach Abschluß der Freisetzung Ihre intuitive Diagnose der Erfahrung ausfallen? Darüber zu sprechen und es emotional auszudrücken, ist im allgemeinen für den Therapeuten und auch für den Klienten interessanter und vielversprechender. Verbalisierung und gefühlsmäßiger Ausdruck geben dem Geist etwas, woran er sich festhalten und worüber er nachdenken kann. Manchmal diagnostizieren wir eine Sitzung anhand der Aufregung, die sie uns beschert hat.

Doch körperliche und biologische Veränderungen gehen langsam vonstatten, denn wir haben es mit einem durch und durch vernetzten Wesen zu tun. Es gibt keinen Beweis dafür, daß starke emotionale Befreiungen und aufregende Schilderungen Gewebe tiefgreifender freisetzen und erneuern als ruhigere Sitzungen, in denen es ohne Zweifel zu einer starken therapeutischen Freisetzung gekommen ist.

Erinnerungen. Manchmal hängt eine Erinnerung oder ein bestimmtes Erlebnis eng mit einer emotionalen Freisetzung zusammen. Wie glaubwürdig sind solche Schilderungen?

Ich habe die Erfahrung gemacht, daß es unmöglich ist, derartige Geschichten nach ihrem Wahrheitsgehalt zu beurteilen, ganz egal wie eindeutig und präzise sie auch erscheinen mögen. Sich der Befragung zum Wahrheitsgehalt solcher Erinnerungen zu unterwerfen heißt, den therapeutischen Nutzen dieser Bilder und Erfahrungen zu übersehen.

Die Schilderungen, Bilder und Gefühle, die mit der therapeutischen Freisetzung einhergehen, interpretiere ich als ein Mittel der individuellen Person, um Begrenzungen zu überwinden – Begrenzungen, die vielleicht Verletzungen des Körpers, schmerzhafte Erinnerungen, Ängste und Sorgen aus der Vergangenheit beinhalten.

Bei den gefühlsgeladenen, eindeutig erinnerungsbedingten Schilderungen des Klienten während einer Sitzung könnte es sich um Metaphern handeln, die sein Unterbewußtsein schafft, um den Prozeß zu dramatisieren und folglich auf einer Bühne spielerisch darzustellen, damit das Bewußtsein von bestimmten entscheidenden Tatsachen erfährt, die eine Einschränkung des Lebensraums zur Folge hatten. Ob diesen Schilderungen nun geglaubt wird oder nicht, scheint weniger wichtig zu sein als der Versuch, dem Klienten jene tiefer liegenden Tatsachen zu Bewußtsein zu bringen. Die Zeit und das Hineingezogenwerden in den Lebensprozeß bringen von sich aus Integration und Heilung mit sich.

Körper, Geist oder Seele?

Der suchende Geist erschafft Gegensätze: Bewußtsein und Unbewußtes, Materie und Geist, Materie und Energie, Körper und Seele, Religion und Wissenschaft. Wir haben gelernt, unsere Vorstellungen so zu definieren, daß sie einander ausschließen, statt sich zu ergänzen.

Cranio-sacrale Praxis verbindet in ihren Fragestellungen, Methoden und Erklärungsmodellen ausdrücklich medizinische Wissenschaft mit Bewußtseinsarbeit. Beide zusammen werden als Einheit verstanden und nicht als konkurrierende Bereiche. So werden beispielsweise alle physiologischen Phänomene als die Manifestation von Körper, Unbewußtem und Bewußtsein gleichermaßen begriffen.

Wenn wir von emotionalen Freisetzungen sprechen, dann geschieht das nur, weil diese soviel offensichtlicher sind als körperliche. Grundsätzlich können sie jedoch nur in Verbindung mit einer Freisetzung auch im Gewebe einhergehen.

Erfahrene Cranio-Sacral-Therapeuten sehen sich auch mit dem spirituellen Aspekt ihrer Arbeit konfrontiert: sowohl mit ihrer eigenen Spiritualität als auch mit jener ihrer Klienten. Es hat den Anschein, daß all diese Bereiche, obwohl sie von unserem Verstand so klar voneinander getrennt werden, als Einheit in jedem Menschen existieren.

Wir können das von unserem Kopf offenbar künstlich geschaffene Problem der Abgrenzung zwischen Körper, Geist und Seele jedoch nicht mittels einer gründlicheren Analyse beseitigen, sondern lediglich durch tieferes Bewußtsein, Offenheit und Erfahrung.

Heilende und sexuelle Energie

Mitunter kommt es vor, daß Therapeut und Klient sich auf einer romantischen oder sexuellen Ebene zueinander hingezogen fühlen. Was geschieht in einem solchen Fall mit der Ebene des Heilens?

Nach meinem Dafürhalten sind es unser Verstand und vielleicht auch unsere soziale Konditionierung, die uns überrascht sein läßt, wenn so etwas passiert. An einem tiefen Ort in uns allen sind unsere Energiebahnen nicht voneinander abgeschnitten, sondern miteinander verbunden. Wenn starke Energien aktiviert werden, dann ist es nur natürlich, daß sie manchmal als Zärtlichkeit, Zuneigung oder sexuelle Attraktion empfunden werden.

Die Energien der heilenden Transformation und der Sexualität sind jede für sich wichtige Bestandteile unseres gesamten Energiehaushalts. Jede einzelne unserer Energien kann sich verzehrend, aufregend und lebensverändernd auswirken.

Dennoch glaube ich, daß es für Therapeut und Klient sehr schwer ist, zugleich auch Liebende oder über die Therapie hinaus tief in das Leben des anderen hineingezogen zu sein. Gleichzeitig verliebt zu sein *und* ruhig, unterstützend, objektiv und bewußt zu handeln, ist für den Therapeuten nahezu unmöglich. Liebe und Sexualität fördern in der Regel unsere tiefsten Erwartungen, Ängste, Hoffnungen und Forderungen zutage. Das hört sich so an, als könnte es für die persönliche Entwicklung nützlich sein, und das ist es auf lange Sicht hoffentlich auch. Aber die Liebesbeziehung ist von anderer Art als die therapeutische, sie ist eine auf Dauer angelegte Entdeckungsreise, die neue Formen des Lebens und Liebens schafft. Partner sind gleichberechtigt; beide wollen gleichermaßen erkunden, erforschen und teilen.

Die therapeutische Beziehung ist besonders verlockend. Der Klient erfährt den Therapeuten als den Menschen in seiner Umgebung, der am meisten gibt; der umsorgt, unterstützt und dabei am effektivsten ist. Es liegt in der Natur der Sache, daß der Therapeut für die Dauer einer Stunde diesen Anschein erwecken kann. Aber das, was der Klient von ihm während des Verlaufs einer Sitzung wahrnimmt, spiegelt nicht den Therapeuten als Person wider.

Der Therapeut andererseits erlebt seinen Klienten als den Menschen in seiner Umgebung, der am offensten, verletzbarsten, mutigsten und am meisten darum bemüht ist, sich sein Leben zu gestalten – und der deshalb auch bereit ist, mit dem Therapeuten sogar die persönlichsten Intimitäten zu teilen. Wieder liegt es in der Natur der Sache, daß der Klient für eine Stunde diesen Anschein erwecken kann. Dies ergibt nur einen Teil der gesamten Persönlichkeit des Klienten.

Der therapeutische Prozeß bringt diese Faktoren zusammen mit dem Ziel, zu heilen und dem Leben eine neue Richtung zu geben. Es ist für die Beteiligten an einem therapeutischen Prozeß sehr schwer, einander wirklich zu kennen. Und wenn sie der romantischen oder sexuellen Energie Raum geben, dann verlieren sie fast immer die Vorteile der therapeutischen Energie.

Vielleicht gibt es zu dieser Interpretation anderslautende Theorien. Möglicherweise kann sich die romantische Partnerschaft auf lange Sicht auch als heilsam erweisen. Therapeut und Klient sollten sich jedoch unbedingt darüber im klaren sein, welche Wahl sie treffen. Keine von beiden Beziehungsmöglichkeiten ist falsch. Aber es wäre von großem Nutzen für die beteiligten Personen, wenn ihnen die Folgen ihrer Entscheidung bewußt wären.

Fallbeispiele

Es folgen einige Behandlungsbeispiele von Klienten mit den unterschiedlichsten Leiden.

1. Fall. Ein Mann in den Zwanzigern bat um eine Sitzung, weil er bei der Arbeit von unerträglichen Kopfschmerzen gequält wurde und Schmerzen im Lendenwirbelsäulenbereich hatte. Zu Beginn der ersten Sitzung beschrieb er seine Tätigkeit als große Herausforderung und Genugtuung, die von ihm gleichermaßen organisierende, lehrende und kreative Fertigkeiten verlangte. Er erwähnte auch, daß er all dies zurücklassen würde, um mit seiner Verlobten in eine andere Stadt zu ziehen. Im Gegensatz zu seinen offensichtlichen persönlichen Qualitäten und beruflichen Fähigkeiten klang das, was er von seiner Beziehung erzählte, eindeutig nach Abhängigkeit: Er schien sich ihren detaillierten Plänen für ihr Zusammenleben unterzuordnen. Wir sprachen jedoch nicht weiter darüber.

Nach der zweiten Sitzung hatte die Häufigkeit seiner Kopfschmerzen abgenommen. Bei der dritten Sitzung teilte er mir mit, daß er bei seiner Verlobten ausgezogen war und die Beziehung abgebrochen hatte.

Er kam für weitere zwei bis drei Monate regelmäßig zu cranio-sacralen Sitzungen. Seine Kopfschmerzen verschwanden, und auch das Rückenleiden ließ allmählich nach. Während dieser Zeit fand er eine Wohnung für sich allein und widmete sich mit einem neuen Gefühl von Freiheit und Vertrauen in seine persönlichen Fähigkeiten seiner Arbeit und seinem Privatleben.

2. Fall. Eine Frau in den Dreißigern kam zu Sitzungen, weil sie starke Schmerzen im oberen Rücken zwischen den Schulterblättern verspürte. Sie leitete ein kleines, auf Krankenpflege spezialisiertes Dienstleistungsunternehmen. Während der Wochentage kümmerte sie sich entweder um organisatorische Dinge oder beugte sich über ihre Klienten.

Nach zwei Sitzungen erwähnte sie mir gegenüber, daß sich das Schmerzzentrum von ihrem oberen Rücken in den unteren verlagert hatte. »Aber das ist in Ordnung«, sagte sie, »weil es dort auch begonnen hat.« Nach weiteren zwei oder drei Sitzungen im Abstand von einer Woche hatte sich der Schmerz vollkommen aufgelöst. Sie fühlte sich körperlich ausgeglichener und lebendiger. Sie setzte ihre Arbeit fort wie bisher, trat jetzt beruflichen und persönlichen Herausforderungen mit mehr Selbstvertrauen gegenüber. Die Symptome kehrten nicht zurück.

3. Fall. Eine Frau Ende Dreißig entschied sich für die Cranio-Sacral-Therapie, weil sie deren Potential ausprobieren wollte, um Körper, Geist und Seele zu erforschen.

Beruflich war sie als kompetente Organisatorin, Lehrerin und Körpertherapeutin tätig.

Sie erhielt zwei abgeschlossene Sitzungen, ähnlich der, wie sie in diesem Buch beschrieben ist. Mehrere Tage nach der zweiten Sitzung fühlte sie sich sehr niedergeschlagen und kapselte sich ab: Sie hatte herausgefunden, daß sie als Kind sexuell mißbraucht worden war. Dieses neue Wissen brachte sie in eine Gesprächstherapie mit einer Psychologin ein und fing an, ihr Leben aus anderer Perspektive zu betrachten.

4. Fall. Eine Frau in den Vierzigern suchte Hilfe wegen Schmerzen im Lendenwirbelsäulenbereich, die sie nahezu vollkommen außer Gefecht setzten. Sie hatte schon früher in ihrem Leben die Erfahrung von starken Rückenschmerzen gemacht, und deren Rückkehr beunruhigte sie.

Ihre Arbeit – eine Kombination aus beraterischer Tätigkeit und organisatorischer Verantwortung mit vielen Überstunden – empfand sie als sehr herausfordernd und körperlich anstrengend. Sie wurde gut bezahlt, aber es war nicht das, was sie sich erträumt hatte. Sie lebte auch in einer vielversprechenden Beziehung zu einem Mann und hoffte, bald zu heiraten.

Ihr Körper reagierte gut auf die erste Sitzung. Als sie aber so weit war, vom Behandlungstisch aufstehen zu können, kehrte der Schmerz zurück, und sie brach in Tränen aus. Ich drängte sie, sich vorsichtig aufzusetzen, hinzustellen und dann im Zimmer umherzugehen. Als sie es tat, ließ der Schmerz nach und verschwand.

Sie kehrte für vier oder fünf wöchentliche Sitzungen zu mir zurück. Schon während der ersten Wochen erlebte sie ein Abnehmen des Schmerzes. Im Verlauf von sechs weiteren Sitzungen wurde sie die chronischen Beschwerden endgültig los und konnte sich von da an ihrem Arbeits- und Privatleben mit größerer Zufriedenheit widmen.

5. Fall. Ein fast siebzigjähriger Rentner suchte wegen andauernder Schmerzen am unteren Rücken und in der rechten Hüfte um cranio-sacrale Therapie nach. Daneben erlebte er wiederkehrende Angstanfälle, die sein Leiden noch verschlimmerten. Er litt zusätzlich unter Polypen, die sich in seiner Nase gebildet hatten und deren operative Beseitigung er plante. Im Verlauf der cranio-sacralen Behandlung verkleinerten sich die Polypen so sehr, daß es nicht mehr nötig war, sie chirurgisch zu entfernen.

Auch sonst ging es ihm bald besser, und er verspürte nicht mehr das Bedürfnis, zu Sitzungen zu kommen. Einige Monate später litt er erneut unter Rückenschmerzen. Er rief mich an, um einen Zeitpunkt zu vereinbaren, war jedoch unfähig, in seinem von sozialen und Freizeitaktivitäten überfüllten Terminkalender dafür Raum zu schaffen. Etwa zur gleichen Zeit begannen ihm auch die Polypen wieder Probleme zu bereiten. Später erfuhr ich, daß er Medikamente gegen Rükkenschmerzen nahm und er sich die Polypen hatte chirurgisch herausnehmen lassen.

6. Fall. Eine Frau in den Siebzigern kämpfte mit erheblichen Schmerzen in ihrer rechten Schulter. Die medizinische Betreuung, darunter Kortison-Spritzen, war erfolglos geblieben. Die cranio-sacrale Freisetzung des Schulterbereichs beendete ihr Leiden schon nach drei Sitzungen.

Kommentar. Diese Beispiele zeigen, daß körperliche Beschwerden oder Schmerzen häufig mit Lebensabschnitten des Übergangs oder vermehrter Anspannung verbunden sind. Aus einem polarisierenden Blickwinkel würde man sich sofort fragen: »Ist das wirklich körperlich oder nicht doch psychisch bedingt?« Nach meinem Verständnis ist beides gar nicht voneinander zu trennen, und kein Symptom kann nur auf das eine oder andere reduziert werden.

Die zuvor beschriebenen Fälle bestätigen mir als Praktiker, daß Menschen, die ruhiger und zentrierter sind oder auch größere körperliche Bewegungsfreiheit erfahren, häufig konstruktivere Entscheidungen für ihr Leben fällen. Größere Freiheit und Leichtigkeit werden im ganzen Menschen erfahren, nicht nur in einem Teil des Körpergewebes.

Das *zweite Beispiel* veranschaulicht, daß sich Schmerzen und Fehlfunktionen in umgekehrter Richtung wieder zurückentwickeln, bevor sie endgültig verschwinden.

Manchmal schaffen wir es, die Signale des Körpers nicht nur zu überhören, sondern die Symptome auch an einen anderen, erträglicheren Ort zu »verschieben«. Mitunter töten wir einfach unser Einfühlungsvermögen für den Körper ab.

In solchen Fällen wird die Heilung zunächst – da wir dem Körper zuhören, ihm gestatten zu heilen und dann den Prozeß der Freisetzung miterleben – häufig alte Schmerzmuster wieder zutage fördern.

Solche alten Schmerzmuster treten im allgemeinen einen oder zwei Tage nach einer Cranio-Sacral-Sitzung auf. Sie entwickeln sich, gelangen an einen Höhepunkt und verschwinden wieder nach einigen Tagen. In selteneren Fällen erfolgt dieser Ablauf während einer Sitzung und dauert nur einige Minuten.

Im *dritten Beispiel* strebte die Klientin nach Wandel und Erneuerung in ihrem Leben. Wer sich wirklich ernsthaft für Änderungen öffnet, der riskiert immer den Status quo. Wenn ein Mensch tatsächlich offen ist, dann gibt es keine Garantien dafür, in welche Richtung das Leben sich entwickeln wird. Ich bin jedoch der festen Überzeugung, daß Offenheit eine Voraussetzung für anhaltende Gesundheit ist – das gilt sowohl für den Klienten als auch für den Therapeuten.

Trifft ein Therapeut auf einen solchen Menschen wie im dritten Beispiel, dann ist es wichtig, daß er dessen persönliche Entscheidung respektiert. Die Frau ist nicht zu mir zurückgekommen, sondern hat die Hilfe einer anderen Therapeutin in Anspruch genommen. Sie beschloß außerdem, viele ihrer Gefühle allein, für sich zu verarbeiten. So weit ich das beurteilen kann, ist sie damit erfolgreich.

Im *vierten, fünften* und *sechsten Beispiel* suchten die Klienten hauptsächlich wegen körperlicher Symptome Hilfe. Im vierten Fall waren Vorurteile und ein Gefühl von Frustration wegen der Rückenschmerzen fast so groß wie der Schmerz selbst. Zentrierung, die Erfahrung von Schmerzminderung und ein gewisser Seelenfrieden gaben der Klientin die Kraft, mit den unerfreulichen Seiten ihres Lebens besser fertig zu werden.

Der Mann aus dem fünften Beispiel erlebte ebenfalls Erleichterung wie auch eine neue Sicht auf seinen Lebensraum und auf seine persönlichen Kapazitäten. Dennoch schien es sein größter Wunsch zu sein, sein Leben in den ihm vertrauten Bahnen fortzuführen. Als die Symptome zurückkehrten, zog er die medikamentöse und chirurgische Behandlung vor, die seine Beschwerden sofort behoben.

Das ist ein wichtiges Beispiel. Es gibt Menschen, die von cranio-sacraler oder von anderen alternativen Therapien profitieren, die aber dann, wenn sich auch nur der kleinste Rückschritt einstellt, zu einer konventionelleren oder aber radikaleren Behandlungsform überwechseln. Auch das gehört zum Erfahrungsbereich des Therapeuten.

Glossar

Berühren, Verschmelzen, Einsinken: Begriffe, die das Gefühl beschreiben, mit der der Cranio-sacral-Ausübende den Körper des Klienten mit Bewußtheit berührt.

Bregma: Schnittpunkt von Kranz- und Pfeilnaht, an dem die beiden Scheitelbeine auf das Stirnbein treffen.

Diaphragma (Zwerchfell): Muskulöse Scheidewand zwischen Brust- und Bauchhöhle; es ermöglicht die Atmung.

Duralröhre: Die schützende Hülle der Dura mater (harte Hirn- haut) um das Rückenmark in der Wirbelsäule.

Extension: Siehe Flexion und Extension.

Flexion und Extension: Begriffe, die von W. Sutherland gebraucht wurden, um die Bewegung des Keilbeins zu beschreiben. In die- sem Buch haben wir auf diese Bezeichnungen verzichtet, da sie nur von geschichtlichem Interesse sind und das Gegenteil ihrer Aussage bedeuten.

Hinterhauptsbein *(Os occipitale)*: Knochen, der die Schädelrück- seite formt und Verbindung zur Wirbelsäule hat.

Hinterhauptsloch *(Foramen Magnum)*: Ringförmige Öffnung in der Schädelbasis im Hinterhauptsbein, die den Durchgang von Rückenmark und Schutzhüllen in die Wirbelsäule erlauben.

Hirnsichel *(Falx cerebri)*: Eine Membran, die als Verlängerung der Dura mater die beiden Hirnhälften teilt. Sie hängt am Sieb- und Stirnbein, entlang der Pfeilnaht an den Schläfenbeinen und am Hinterhauptsbein fest.

Jochbeinbogen *(Arcus zygomaticus)*: Der vorstehende Grat in beiden Gesichtshälften, der vom Gehörgang zur oberen Wange verläuft.

Kiefergelenk *(Articulatio temporomandibularis)*: Das Gelenk zwischen Schläfenbein und Unterkiefer. Das Gelenk befindet sich direkt vor dem Gehörgang.

Kranznaht *(Sutura coronalis)*: Schädelknochennaht zwischen den Scheitelbeinen und dem Stirnbein.

Lambda: Stelle am Hinterkopf, an der Pfeilnaht und Lambdanaht zusammentreffen. Die Nähte sind die Verbindungsstellen der beiden Schläfenbeine und des Hinterhauptsbeins. Sie liegt direkt über der Hinterhauptsbeinerhöhung auf der Rückseite des Schädels.

Lambdanaht *(Sutura lamdoidea)*: Die Schädelnaht, an der die hinteren Enden der Schläfenbeine auf das obere Ende des Hinterhauptsbeins treffen. Diese Naht verläuft zu beiden Seiten nach unten wie der griechische Buchstabe Lambda.

Palpieren: Mit der Hand berühren, erspüren und fühlen.

Pfeilnaht *(Sutura sagitalis)*: Schädelnaht zwischen den Schläfenbeinen oben auf dem Schädel. Sie verläuft vom Bregma an der Kranznaht bis zum Lambda an der Lambdanaht.

Schläfe: Flacher Bereich auf beiden Kopfseiten hinter dem Augenwinkel und über dem Jochbeinbogen.

Schläfenbein *(Os temporale)*: Der Knochen auf beiden Kopfseiten, der den Gehörkanal und das Kiefergelenk beinhaltet.

Schuppennaht *(Sutura temporoparietalis)*: Schädelnaht auf beiden Kopfseiten, jeweils zwischen Schläfenbein und Scheitelbein.

Solarplexus: In diesem Buch wird »Solarplexus« benutzt, um den Bereich um die Magengrube zu beschreiben. Dieser Ausdruck ist weiter gefaßt als die Bezeichnung Zwerchfell.

Therapeutische Freisetzung: Ein Vorgang, der innerhalb der Körpermembran auftritt, während dem ein körperliches Gehenlassen stattfindet aufgrund erhöhter Aufmerksamkeit bei bestimmten Stimulierungen.

Adressen

Dr. Anthony P. Arnold steht für Workshops, individuelle Sitzungen, private Konsultationen oder Unterrichtsstunden gerne zur Verfügung.

Außerdem ist eine Audiokassette zu den Themen Palpation und »Lauschstationen« (Kapitel 1 dieses Buches) erhältlich.

Kontaktadresse in Europa:

SPHINX-WORKSHOPS
Unter dem Schloß 39
CH–4117 Burg/BL
Tel. (41) 061 - 7 31 23 24
Fax (41) 061 - 7 31 23 25

Kontaktadresse in den USA:

ANTHONY P. ARNOLD
RR 7, Box 124 JB
Santa Fe, NM 87505
USA
Tel. (505) 989 - 47 92

Informationen zur Cranio-Sacral-Therapie sowie eine Practicioner-Liste für den deutschsprachigen Raum sind ebenfalls (gegen Rückporto) erhältlich bei:

UTE UND JÖRG KELM   *oder*   SHANTI SCHLIEFER
Ludwig-Ganghofer-Straße 15   Pferdekoppel 4
D–85757 Karlsfeld   D–24398 Schubyfeld

Register

Abwehrsystem 63
Angespanntheit 66
Angst 91, 174
Anspannung(en) 16, 110, 165, 175
Atlas 106, 108
Atmung 27, 29ff., 47f., 52, 57, 69, 91, 105, 121, 162f.

Bandscheiben 74
Bauch 47, ,92
–höhle 15, 72, 91f.
–schmerzen 91
Becken 76ff., 77, 114, 161
–boden 72, 79ff., 147
–gürtel 76ff., 81, 83, 86, 90, 113
Beweglichkeit 88
Bindegewebe 16, 140
Bindegewebsmassage 119
Blockaden 58, 92, 94, 102, 108, 116, 118, 132
–, Auflösung 59, 92, 94, 102, 108, 116, 118, 132
Blut 91
–druck 27, 60
–plasma 25
–system 67
Botschaften, nonverbale 63
Brain and Spinal Cord Dysfunction Center 19
Bregma 122, 136

Brustbein 95, 98, 104
Brust(korb) 15, 47f., 72, 90ff., 98, 100f., 114

Cranio-Osteopathie 9f.
Cranio-Sacral-Arbeit 11ff., 15ff., 157
–, als Begleittherapie 17
–, Erkenntnisprozeß 58f.
–, heutige Anwendung 17
Cranio-Sacral-Rhythmus 12f., 16, 22f., 26ff., 32ff., 46ff., 52ff., 65, 84, 86ff., 111, 118, 123ff., 130, 132, 136, 139f., 142ff., 158ff.
–, Abweichungen 48
–, Beschleunigung 86f.
–, Wahrnehmung 27ff., 32ff.
Cranium 12

Darmbein(e) 76, 78, 88
Daumen, Position 54f., 100, 103, 126, 128, 136f., 140ff.
Dekompression 142, 149
Diagnose, intuitive 65, 114, 157ff., 167
Diaphragmen 15, 114, 160
Dornfortsatz/-sätze 75, 85f., 92, 105f.
Dorsalebene 40
Drei-Finger-Technik 139, 145f.
Drosselvenen 102
Druckauflösung 126
Druckverminderung 92
Drüsensystem 67

Duralröhre 178
Duralsack 111, 132
Dura mater 14ff., 22f., 25, 75, 112,
  114ff., 118, 126f., 130, 132ff., 142

Ellbogen (haltung) 34, 88f., 128, 148
Energie 83, 114, 134, 142, 153, 158,
  169ff., 171,
–austausch 10
–blockaden 46, 101
–fluß 44, 82, 158f.
–hülle 44
–konzentration 158
–puls 118, 130
–schwankungen 150
–strom 153
–übertragung 83
Entspannung 110, 120
Erfahrungen, emotionale 60
Erinnerungen, Freisetzung von 66f.,
  69

Faszie (n) 13f., 33, 71, 80, 102, 106ff.,
  112, 115
Finger, Position der 85f., 88f., 100,
  103, 106ff., 111, 120ff., 125f., 128,
  145
–, Mittel-, Position der 125, 128f.,
  145, 148
–, Ring-, Position der 125, 128f., 145,
  148
–, Zeige-, Position der 100, 103, 106,
  124, 126
Flexibilität 86, 88, 119, 130, 134, 162
Freisetzung (en), therapeutische
  65f., 68ff., 73, 82, 87, 94, 101, 105,
  112, 116, 118, 150, 154, 158, 160ff.,
  165, 176, 180
–, Becken 80
–, Gefühle 166ff.

–, Keilbein 133f., 136ff.
–, Kreuzbein-Darmbein-Gelenk 89
–, Lumbosacralgelenk 84f., 87
–, Rumpf 65ff., 154f., 162
–, Schädel 112ff., 162
–, Schädelbasis 107, 109
–, Scheitelbein 130ff.
–, Schläfenbein 139ff., 144f.
–, Stirnbein 129ff.
–, Thoraxapertur 97, 99, 154
–, Unterkiefer 147f.
–, Zungenbein 103f.
–, Zwerchfell 93, 95
Frontalebene 40
Füße siehe »Lauschstationen«

Gefühle (Freisetzung von) 66f., 69f.,
  166ff.
Gehirn 13f., 22f., 25f., 50, 75, 102,
  115 126
Gehör 139
Gehörgang/-gänge 117, 125, 127,
  138f., 140, 142, 145
Gesicht 97, 102, 126
Gleichgewichtssinn 138f.

Hals 15, 52, 96, 98, 100, 102, 105f.
Herz 98
–schlag 52, 57
Hinterhaupt 105f., 108, 110f., 122, 150
–sbein 52ff., 67, 107f., 122, 124, 127,
  134, 136ff., 152f.
–sloch 54, 106, 111
Hitze, Freisetzung von 105, 108, 153,
  160
Hüftbein (e) 76
Hüften 37, 45f., 77f.
Hüftgelenkpfanne 76, 77
Hüftknochen 45, 88
Hypnose 18, 60

Intuition (des Therapeuten) 61, 118, 166

Jochbein(e) 54, 120ff., 126, 133, 139, 145
Jochbeinbogen 125

Kappenmuskel 152
Kauapparat 54, 124, 139
Kaumuskel(n) 123f., 126, 148
Kehlkopf 73, 101
Keilbein(e) 55f., 117, 119, 121ff., 127, 133ff., 139
Keilbeinflügel 57, 136, 138
Kiefer 57, 97, 112
–gelenk 179
–schmerzen 66
Kinn 101
Knorpel 101ff.
Kopf 20, 22, 34, 38, 49ff., 52, 72, 79, 85, 94, 96, 102ff., 130ff., 136, 152, 154
–mitte 108
–schmerzen 18, 66, 171f.
Körperfunktionen, Einschränkung von 158
Körpergewebe 65, 67
Körperhaltung 71
Kranznaht 121f., 136
Kreuzbein 26, 67, 74ff., 79, 82ff., 88ff., 111, 160
Kreuzbein-Darmbein-Gelenk(e) 76, 78, 86ff., 162

Lambdanaht 122, 130, 132, 152
Lamdapunkt 122, 132
»Lauschstationen« (des Körpers) 58, 59, 65, 76, 82, 114, 154f., 158f., 160
–, Füße 41ff.
–, Hüften 45ff.

–, Kopf 49ff.
–, Oberschenkel 43ff.
–, Schultern 48f.
–, Zwerchfell 46ff.
Leber 90, 92
Liquor siehe zerebrospinale Flüssigkeit
Luftröhre 73, 98, 101f.
Lumbosakralgelenk 77, 78f., 83ff., 162
Lungen(flügel) 13, 90f.
Lymph(drüsen)system 67
Lymphflüssigkeit 25, 91

Magen 90ff., 114
Medianebene 40, 127, 136
Membran(e) 16

Nacken 34, 72, 96f., 102, 105f., 108
–anspannung 160f.
–bereich 106
–muskulatur 106ff., 109f., 122
–schmerzen 18, 66
Nerven(stränge) 22f., 25, 68, 78, 133

Oberbauch 94
Oberkörper 113
Oberschenkel 37, 43ff.
Ohr(en) 54, 107, 122ff., 130f., 140f., 145
Ohrknorpel 141
Ohrläppchen 143
Ohrmuschel 140
Ohr-Zieh-Technik 140ff.

palpieren 12, 15, 20, 26, 49, 82, 98, 106ff., 131
Pfeilnaht 122f., 136, 152
Pia mater 25
Polypen 174f.

Puls 46, 68, 86, 130, 136, 153f.
–, cranio-sacraler siehe Cranio-
    Sacral-Rhythmus

Reaktionsfähigkeit 115, 119
Rippen(bogen/-paar) 13, 46f., 75, 90,
    92, 94, 96f., 100, 105
Rotation 43, 140, 145
Rückenmark 10, 14, 22, 23, 25, 74, 79
–shaut 14, 25
–skanal 14, 25, 106, 111, 137
–snerven 13
–muskulatur 94
–schmerzen (beschwerden/-leiden)
    18, 66, 172ff.
Rückgrat 92, 105
»Ruhe-Punkt« 150ff.

Sacrum 12
Säuglinge 122
Schädel (siehe auch Kopf) 7f., 11f.,
    24, 26, 32, 40, 50, 75, 106ff., 112,
    114, 117ff., 133, 160f.
–basis 96, 98, 105ff., 124, 133, 160
–dach 123, 131
–höhle 14, 113, 116, 118
–knochen 9, 15, 32, 54, 56, 107,
    114ff., 126ff.
Schambein(e) 76, 78, 82, 88
Scheidewände siehe Diaphragmen
Scheitelbein(e) 119, 121ff., 127,
    130ff., 139, 141, 147
Schläfen 34, 54, 121, 123f., 136, 137
Schläfenbein(e) 107, 117f., 121ff.,
    130f., 133f., 138ff.
Schläfenbein-Warzenfortsatz-
    Schiebetechnik 139, 143f.
Schlagader(n) 13, 73, 102f.
Schlüsselbein(e) 95f., 98, 100
»Schmerzprogrammierung« 17

Schulterblatt/-blätter 96, 100, 172
Schultern 34, 38, 48f., 95ff., 105, 114,
    152
Schulterschmerzen 18, 175
Schuppennaht 122ff., 130ff., 139
Selbstpalpation (siehe auch palpie-
    ren) 34ff., 78f., 92f., 98f., 101f.,
    106ff., 120ff., 152
–, Beckengürtel 78f.
–, Jochbein(e) 124
–, Keilbein 123f.
–, obere Thoraxapertur 98f.
–, »Ruhe-Punkt« 152
–, Schädelbasis 106ff.
–, Scheitelbein(e) 121ff.
–, Schläfenbein(e) 124f.
–, Stirnbein 120f.
–, Unterkiefer 125f.
–, Zungenbein und Stimme 10f.
–, Zwerchfell 92f.
Siebbein 126
Sitzbein 76
Solarplexus 90, 92
Spannung(en), Auflösung 80, 112,
    137
–, Freisetzung 105
Sprachorgane 98
Steißbein 76, 78f., 86
Stirnbein 119ff., 126ff., 133, 147
Subarachnoidalraum 25
Suturae 7, 9, 26, 32, 107, 114ff.,
    120ff., 131, 133, 138ff., 152
System, zerebrospinales 26

Tagesbewußtsein 33, 36, 57, 60, 165
Temporomandibulargelenk(e) 125f.,
    139, 146ff.
Thoraxapertur, obere 72, 95ff., 154,
    160
Trauma 15f., 59, 96f., 102, 115

Unterbauch 80f, 94
Unterbewußtsein 67, 168
Unterkiefer (siehe auch Kiefer) 54,
    72, 116ff., 123, 125f., 146ff., 150

Ventralebene 40
Verkrampfung(en) 72, 82, 101
Verletzungen 16ff.
Verschiebungen 15
Verspannungen 15
Versteifungen 88

Wirbel 74f., 78f., 83, 86, 90, 92, 96,
    105ff., 111
–, Brust- 74, 90, 92, 96
–, Hals- 74, 96, 105ff., 111
–, Kreuz- 69
–, Lenden- 74, 78, 83, 86, 92

Wirbellöcher 74, 78, 106
Wirbelsäule 9f., 12, 22, 25f., 34, 54,
    74, 77f., 85ff., 92, 96, 103, 105f.,
    110f., 116, 127, 132, 152, 171,
    173
–, Brust- 74
–, Hals- 74, 96, 103, 111, 132
–, Lenden- 74, 78, 85ff., 111, 127, 171,
    173

Zähne 139
zerebrospinale Flüssigkeit 12, 14,
    22, 25, 32f., 36, 115, 136, 140,
    143ff.
Zungenbein 72, 101ff.
Zungenmuskeln 73
Zwerchfell 15, 37, 46ff., 72, 90ff.
Zwischenwirbelscheiben 74

GOLDMANN

Ganzheitlich Heilen – Die Kraft des Atems

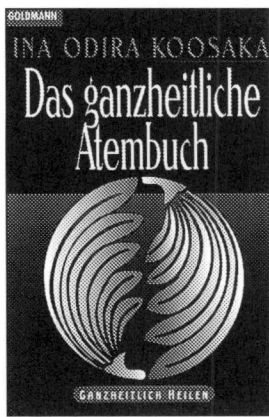

Ina Odira Koosaka,
Das ganzheitliche Atembuch   13764

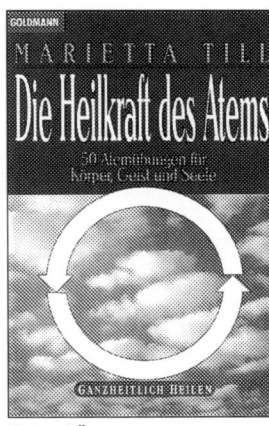

Marietta Till,
Die Heilkraft des Atems   13795

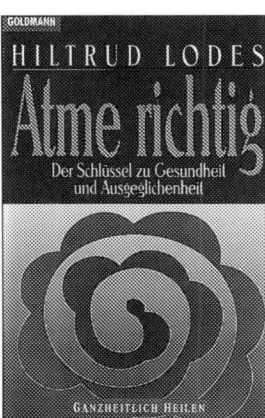

Hiltrud Lodes,
Atme richtig   13798

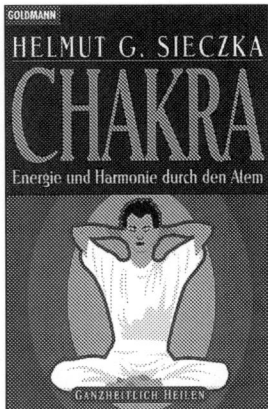

Helmut G. Sieczka, Chakra – Energie
und Harmonie durch den Atem   13806

Goldmann · Der Taschenbuch-Verlag